Heidi Jörg

Der Schmerzkörper

Heidi Jörg

Der Schmerzkörper

Traumatische Erfahrungen im Unterbewusstsein erkennen und auflösen

Aquamarin Verlag

Deutsche Originalausgabe:
1. Auflage 2021

www.aquamarin-verlag.de

Umschlaggestaltung: Annette Wagner

Druck: CPI • Birkach

ISBN 978-3-89427-884-7

Inhalt

Einleitung

In den letzten Jahren ist immer mehr Menschen bewusst geworden, dass unser Körper nicht nur aus »Materie« besteht. Es gibt so viel mehr, was unseren Körper ausmacht. Man sieht den Körper als Gefäß unseres Geistes und unserer Seele und nicht mehr nur als ein Produkt aus Fleisch, Knochen und Flüssigkeiten. Dazu gehören zahlreiche weitere Schichten, die von hellsichtigen Menschen wahrgenommen werden können. Diese weiteren Schichten gehören zum Menschen und beeinflussen unser Wohlbefinden.

Wir kennen den grobstofflichen Körper, also den Teil, den wir sehen und greifen können, doch dazu existieren feinstoffliche Körper mit unterschiedlichen Eigenschaften, die um unseren festen Körper herum angeordnet sind. Diese stehen in einer Wechselbeziehung mit unserem Körper, unserem Bewusstsein, unserer Seele und der kosmischen Energie.

Die Welt ist so, wie wir sie kennen, dem Gesetz der Polarität unterworfen.

»Alles ist zweifach, alles hat zwei Pole, alles hat ein Paar von Gegensätzlichkeiten.« *Kybalion*

Auch der Mensch ist in diese Polarität eingebunden. Wir stehen im direkten Austausch der Energien von Erde und Kosmos. Aus dem Kosmos erhalten wir die aktive Energie (elektrisch), während die Energien, die wir von der Erde empfangen, passiv sind (magnetisch). Diese Energien durchströmen unseren Körper und bilden ein Spannungsfeld. Alles, was lebt, ist in ein solches Spannungsfeld eingebunden und steht in Wechselwirkung miteinander und bildet einen sogenannten *Torus*. Dieser umfasst den Menschen, die Tiere, Pflanzen sogar Steine. Auch die Erde selbst, das Sonnensystem, unsere Galaxie, das Universum haben ein *Torus-Feld* um sich herum.

Alles atmet und hat einen eigenen Rhythmus. So, wie die Erde einen Geodynamo hat, so hat der Mensch sein Herz in der Mitte. Beide machen nichts anderes, als Energie aufzunehmen und abzugeben, also einzuatmen und auszuatmen. Ich weiß, diese Vorstellung ist nicht so einfach zu erfassen. Wir wissen, dass es sich bei Menschen und Tieren so verhält, aber bei der Erde? Die Erde nimmt Energie beim Nordpol auf und gibt sie am Südpol wieder ab. Dadurch wird unser Magnetfeld gebildet, das uns vor den Sonnenwinden und dadurch vor schädlichen Strahlen schützt. Wissenschaftliche Untersuchungen haben mittlerweile festgestellt, dass unser Magnetfeld ein wenig abnimmt und instabil ist. Das zeigt, dass unsere Erde einem großen Wandel unterliegt und im Umbruch ist.

Beim Menschen geht es nicht um ein Magnetfeld, sondern um die feinstofflichen Körper, die um seinen Körper herum aufgebaut, beziehungsweise an der Bildung seines Körpers beteiligt sind. Jedoch reagieren die feinstofflichen Körper des Menschen auf das Magnetfeld der Erde. Der Theosoph Arthur E. Powell beschreibt in seinen Büchern die einzelnen feinstofflichen Körper. Er führt aus, dass es unterschiedliche Dichtegrade gibt, wie sie aufgebaut sind und was sie bedeuten.

Um zu verstehen, was der *Schmerzkörper* ist, muss man Verständnis für die einzelnen Körperschichten des Menschen entwickeln. Diese Körperschichten werden auch als Aura bezeichnet, ein Begriff, der mittlerweile vielen Menschen bekannt ist. Jede einzelne dieser Aura-Schichten hat eine unterschiedliche Funktion und Bedeutung im Zusammenhang mit unserem Körper, unseren Emotionen und unserem Denken, aber auch mit unserem Bewusstsein. Über unsere feinstofflichen Körper stehen wir in Verbindung mit unseren Ahnen, mit unserer Seelenfamilie, unserem Schicksal und unserem Ursprung.

Um ein Gefühl dafür zu gewinnen, was alles in der Aura enthalten ist, wie diese Körper entstanden sind und welche Auswirkungen sie auf den Menschen haben, werde ich zuerst die einzelnen Schichten beschreiben. Ziel ist es, dass du ein Gefühl und Verständnis dafür erlangen kannst, was der Schmerzkörper ist und welche Auswirkungen er auf dich, deinen Körper, deine Seele und dein ganzes Leben hat.

1 | Der Ätherkörper

Wenn wir vom Ätherkörper sprechen, meinen wir eine circa zwei Zentimeter breite Schicht, die um den Körper herum spürbar ist. Diese Schicht ist für hellsichtige Menschen als gräulich-blau-violettes Feld um den Körper herum sichtbar. Die Energie in dieser Schicht ist eine pulsierende Kraft, die vor allem bei den Fingerspitzen sehr gut spürbar und für Sensitive auch sichtbar ist. Vielleicht hast du schon von der Kirlian-Fotografie gehört? Dies ist eine Form von Fotografie, die Koronar-Entladungen auf der Oberfläche unserer Haut sichtbar macht. Das sind kleine elektrische Entladungen rund um den Körper. Als Kind habe ich auch den Begriff »Lohfeuer« für diese blau-grauen Ausstrahlungen gehört. Je klarer, reiner und stärker die Energie des Menschen ist, desto leuchtender ist der Ätherkörper. Das zeigt sich von einem milchgrauen, blassen Farbschimmer bis zu einem strahlenden Blau.

Es gibt eine einfache Methode, um diese Energie zu spüren. Du reibst beide Handinnenflächen aneinander, bis du ein Kribbeln in der Handinnenfläche spüren kannst. Deine Nervenenden werden angeregt, und das Gefühl der Energie kann so besser gespürt werden. Wenn du nun deine Fingerspitzen einander gegenüberstellst (Spitze auf Spitze) und beginnst, die Hände langsam auseinanderzuziehen, kannst du eine Verbindung zwischen deiner linken und deiner rechten Hand spüren. Im Halbdunkeln ist es dir vielleicht möglich zu sehen, wie die Fingerspitzen miteinander verbunden sind. Probiere es aus, denn es ist ein besonderes Gefühl, mit deinem Ätherkörper in Kontakt zu kommen und diese Energie zu spüren.

Ab einer gewissen Distanz von circa zehn bis zwanzig Zentimetern wird die Verbindung schwächer, weil sich dieses Feld nur beschränkt ausweitet und der Ätherkörper sich wieder auf die rechte und die linke Hand zurückzieht.

Diese Schicht ist das Negativ unseres Körpers, eine Art Blaupause. Das heißt, unser grobstofflicher Körper ist ein Duplikat des Ätherkörpers. Wenn sich der feinstoffliche Ätherkörper verändert, so verändert sich mit der Zeit auch unser grobstofflicher Körper. Es findet eine Wechselwirkung statt; beide beeinflussen sich gegenseitig. Der Ätherkörper ist der feinstoffliche Körper, der zuerst gebildet wurde. Er ist also vor dem grobstofflichen Körper entstanden.

Eine Reinigung oder Entschlackung des grobstofflichen Körpers hat eine direkte Auswirkung auf den Ätherkörper und verfeinert diesen. Genauso ist es, wenn der Körper vernachlässigt und »verunreinigt« wird, dann wird auch der Ätherkörper regelrecht vergiftet.

Der Ätherkörper hat zwei Hauptaufgaben. Zum einen ist er für die vitale Versorgung unserer Energiezentren (Chakras) zuständig und damit für die Energie und das richtige Funktionieren unserer Organe. Er nimmt Energie aus dem Kosmos auf und verteilt diese in unserem Körper. Seine zweite Aufgabe besteht darin, Mittler zwischen den feinstofflichen Körpern und dem physischen Körper zu sein. Physische Sinneskontakte wie Berühren, Sehen oder Riechen werden bewusst gemacht und über unsere feinstofflichen Körper in unser Nervensystem und Gehirn geleitet, damit wir Sinneseindrücke bewusst wahrnehmen. Erst dann kann unser Gehirn die Sinneseindrücke richtig verarbeiten.

Es handelt sich um einen durch und durch komplexen Vorgang und ein faszinierendes Zusammenspiel von Ätherkörper und physischer Gestalt. Das Bewusstsein, wenn wir das so nennen können, besteht darin, den grobstofflichen Körper mit den feinstofflichen Körpern in Verbindung zu bringen und dadurch am Leben zu erhalten.

Letztlich basiert die Existenz des Menschen auf der Basis des Ätherkörpers. Er entsteht als Ätheressenz, bevor wir inkarnieren. Diese Ätheressenz besteht aus geistig gesetzten Impulsen deiner Seele, um in eine neue Erfahrung einzutreten. Diese Impulse erschaffen ein sogenanntes Elemental, das aus vier Elementen besteht.

Diese vier Elemente sind der Lebensäther (Erd-Element) als formgestaltendes Element, der Klangäther (Wasser-Element), der dafür zuständig ist, die chemischen Verbindungen in die »richtige« Ordnung zu bringen, so wie wir das aus dem Periodensystem kennen. Weiterhin gibt es den Lichtäther (Luft-Element), der für das Auge zuerst unsichtbar ist, doch sichtbar wird, wenn Licht auf Materie fällt. Das ist genauso wie bei den Sternen. Diese sehen wir leuchten, weil Licht auf den Stern (Materie) trifft. Der Wärmeäther (Feuer-Element) sorgt für unsere Körpertemperatur und für die Energie, die gebraucht wird, um »elektrische« Prozesse, wie beispielsweise unser Nervensystem, in Gang zu bringen. (Rudolf Steiner, 1923)

Die Aufgabe des Elementals ist es, für eine neue Inkarnation eine neue irdische Form zu erschaffen. Es werden nach und nach Nervenzellen und Zellgruppen aufgebaut, so dass der individuelle Ätherkörper Stück für Stück seine Form bekommt. Diese neu entstandene »Form« enthält alle Informationen einer zukünftigen Inkarnation, gespeist durch das Bewusstsein einer Seele und der dazugehörigen Seelenfamilie. In dieser neuen Form sind verschiedenste Informationen enthalten. Diese sind das in dieser Inkarnation vorgesehene Karma, die Aufgaben, die gelöst werden sollen, die Verbindungen zu anderen

Seelen, das Schicksal dieses zukünftigen Menschen und vieles mehr. Das heißt also: Das Elemental trägt die Verantwortung für die Entstehung des Körpers und dessen Funktionen.

In diesem Stadium wird bestimmt, wie die zukünftige Inkarnation in Bezug auf Körperbau, Energie und Intelligenz aussehen soll. Das ist wichtig, damit optimale Bedingungen für die neu ankommende Seele geschaffen werden. Dazu sucht sich das Elemental die passenden Erbanlagen von Vater und Mutter, in denen die gesamte Ahnenstruktur enthalten ist. Die Zeugung passiert, doch das Elemental bestimmt immer noch über den Ätherkörper. Das Ego, also das individuelle Selbst des Menschen, übernimmt den Körper meistens erst kurz vor der Geburt. (Arthur E. Powell, 2013)

Zu welchem Zeitpunkt das Ego oder die »Persönlichkeit« in den Körper eintritt, dazu gibt es unterschiedliche Ansichten. Wann dies genau passiert, dafür gibt es keine klare Regel. Ich könnte mir jedoch vorstellen, dass es Mütter gibt, die spüren können, wann die Persönlichkeit eintritt, genauso wie es Männer gibt, die merken, wenn ein Kind gezeugt wird.

Unser Ätherkörper ist die Schablone für unseren physischen Körper, ist sozusagen der Urtyp, der Bauplan, wonach unsere dichte physische Form gebaut wird. Der grobstoffliche Körper entwickelt sich nach und nach in das feinstoffliche Doppel und bildet sich während der Zeit der Schwangerschaft zu einem vollständigen Baby aus.

Der ätherische Körper ist ein Gewebe oder Netzwerk aus feinverzweigten Kanälen, die aus der Materie der vier Äthersubstanzen bestehen und zu einer einzigartigen Form gestaltet sind. Diese wirken direkt auf unseren grobstofflichen Körper ein. Deshalb ist es wichtig, dass wir uns auch des Ätherkörpers bewusst werden. Wenn dieses feine Gewebe oder diese Kanäle verstopft sind, hat das einen direkten Einfluss auf unseren Körper. Solche Verstopfungen können zu einer

Störung des allgemeinen Wohlbefindens führen und unseren Gesundheitszustand negativ beeinflussen. Viele Erkrankungen haben hier ihren Ursprung. (Bailey, 1971)

Diese Kanäle verbinden unsere Kraftzentren miteinander und sorgen dafür, dass unser Körper mit Vitalität versorgt wird. Die Kraftzentren werden oft als Chakras oder Energieräder bezeichnet. Alle Energien, egal ob sie von unserer Seele oder von unserer Sonne oder von den Planeten ausgehen, durchströmen unseren Ätherkörper und haben somit eine direkte Wirkung auf unseren physischen Körper.

Der Ätherkörper wird zum Übermittler unserer Seelenkraft und ist ein wichtiges Reaktionswerkzeug. Wenn du dir minderwertige Nahrung wie Junk-Food, Zucker oder sonstiges zuführst, hat das einen Einfluss auf deinen Ätherkörper und kann deine Kanäle verstopfen. Das wiederum hat zur Folge, dass die Kräfte und die Ströme deiner Vitalität nicht mehr optimal durch deinen Körper fließen und deine Energiezentren nur halb gefüllt sind. Natürlich geht es nicht nur um feste Nahrung, sondern auch um geistige Nahrung. Alles, was nicht einer kohärenten Ordnung entspricht, kann unseren Ätherkörper schädigen und schwächen. Das kann die Umweltverschmutzung sein, gestörte Erdenergien und vieles mehr.

Die Entstehung des Ätherkörpers funktioniert auf ähnliche Art und Weise mit allem, was lebt, weil jede Form einen Ätherkörper hat. Genauso ist es mit einem Samenkorn. Ein Samenkorn enthält sämtliche Informationen, und in dem Moment, wo die Absicht dazukommt, wird die Äthersubstanz in Schwingung versetzt und wird nach und nach in eine Form gebracht. Auch eine Pflanze besitzt einen Ätherkörper.

Hier setzt das Licht den Impuls, das Wachstum eines Samenkorns anzuregen und eine ätherische Form der zukünftigen Form einer Pflanze zu erstellen. Im Verblühen zieht die Pflanze ihre Energie wieder in sich zurück, und die ätherische Form wird langsam kleiner, um sich aufzulösen.

Mit offenen Sinnen wird das sichtbar, wenn ein Baum zurückgeschnitten wird. Der Ätherkörper der Pflanze bleibt noch eine ganze Weile in seiner ursprünglichen Form bestehen, bis er sich langsam zurückzieht und sich an die neue, jetzt reduzierte Form anpasst. Auch hier übernimmt der Ätherkörper die Versorgung der Pflanze mit Energie, mit Licht, so dass diese gedeihen und wachsen kann. Natürlich sind auch hier alle Grundelemente nötig, damit eine Pflanze wachsen und gedeihen kann.

Unsere Welt ist, so wie wir sie kennen, ein hochkomplexes System, damit sie funktionieren kann und alles um uns herum wachsen und gedeihen darf. Die ganze Natur ist eingebunden in ein großes Netzwerk. Alles ist mit allem verwoben und verbunden und steht in einem wechselseitigen Austausch. Auch wenn wir Menschen glauben, einzigartige Individuen zu sein, stehen wir doch im Austausch mit allem, was um uns herum ist. Dabei bleibt dennoch jeder Mensch ein einzigartiges Individuum.

Solange wir leben, sind wir mit unserem Ätherkörper über eine »magnetische Schnur« verbunden. Diese wird in den verschiedensten Kulturen »die Silberschnur« genannt. Aus dem *Human Design System* kenne ich den Begriff nicht als Schnur, sondern als *magnetisches Monopol*. Dieses wird Huckepack mit dem Samen des Mannes bei der Zeugung mitgegeben und hält während der Zeit der Inkarnation den Ätherkörper mit dem grobstofflichen Körper zusammen. Auch das ist eine mögliche Art der Betrachtung.

Der Satz »Das Leben hängt an einem seidenen Faden« bekommt dadurch eine ganz andere Bedeutung. Ich ergänze hier: »Das Leben an sich ist sehr instabil.« Ob es ein magnetisches Monopol oder eine Silberschnur ist, spielt am Ende keine Rolle, denn damit ist das Gleiche gemeint. Es geht darum, unseren grobstofflichen Körper mit dem feinstofflichen zu verbinden, damit gewährleistet ist, dass wir leben und mit Energie versorgt werden.

Im Sterben wird die Silberschnur durchtrennt, und der Ätherkörper zieht sich nach und nach zusammen, um über den Kopf auszutreten. Es dauert unterschiedlich lange, bis sich der Ätherkörper ganz vom grobstofflichen Körper gelöst hat. Das ist auch der Grund, weshalb bestimmte Kulturen und Religionen darauf bestehen, zweiundsiebzig Stunden abzuwarten, bis der Körper verbrannt oder in der Erde begraben wird. Der Ätherkörper soll genug Zeit haben, sich vom grobstofflichen Körper zu lösen.

Der Ätherkörper bleibt noch eine ganze Weile in der Nähe des grobstofflichen Körpers bestehen. Vielleicht hast du auch schon erlebt, wie präsent ein Verstorbener nach seinem Tode ist. Vielleicht sogar noch präsenter als zu Lebzeiten. Vor allem in den ersten Tagen nach dem Ableben. Vielleicht ist die Äthersubstanz reiner oder weniger geprägt von Außenenergien. Ich weiß nicht, warum das so ist, habe das aber immer wieder erfahren. Erst nach und nach verliert der Ätherkörper seine Substanz und gibt alle Informationen und Erfahrungen zurück an seinen »Seelenpool«, damit diese der ganzen Seelenfamilie zur Verfügung stehen.

Nichts geht verloren, alles gibt sich weiter.
Wer es im Innersten begreift, der steigt,
und oben ist das Ende seiner Leiter
ans Gleichgesinnte sicher angeneigt.

Rainer Maria Rilke
Aus: Die Gedichte 1922 bis 1926 (Ragaz, Mitte Juli 1924)

Nun gibt es aber auch Fälle, bei denen sich ein Ätherkörper nicht mühelos von seinem Körper trennen kann. Dies kann bei Menschen geschehen, die nicht loslassen können oder wollen. Ich habe das auch schon bei Menschen bemerkt, die im Schock gestorben sind, wie zum Beispiel durch einen Unfall. Der Betreffende versucht, die Verbindung zum Körper aufrechtzuerhalten, und der Ätherkörper »klammert« sich an seinem Körper fest. Dadurch kann das Ego nicht zu seinem »Seelenpool« zurückkehren und »empfindet« große Schmerzen. Diese »Ätherkörper« sind für sensible Menschen spürbar und werden im Volksmund »verlorene Seelen« genannt.

Wenn der irdische Körper verbrannt oder in der Erde ist, versucht der Ätherkörper, einen neuen Körper zu finden. So wird es möglich, dass Menschen Anhaftungen eines »fremden« Ätherkörpers aufweisen. Diese Anhaftungen können einen Einfluss auf den sogenannten »Wirt« ausüben und dessen Energiefeld schwächen. Unter Umständen bleiben diese Anhaftungen längere Zeit unbemerkt, weil der Ätherkörper des Verstorbenen mit dem Ätherkörper des Lebenden in Resonanz steht und diese dadurch nicht sofort bemerkt werden. Wenn die Anhaftung demjenigen bewusst wird, gibt es einfache Mittel, diese zu lösen. Diese Seelen haben den Zugang zum Licht verloren, haben uns schon unsere Großeltern erzählt. Früher wurde in der Kirche für diese Seelen gebetet, damit sie den Weg ins Licht finden können.

Unsere physische und psychische Gesundheit ist abhängig von einem optimal funktionierenden Ätherkörper, und das führt uns zur nächsten Schicht des feinstofflichen Körpers.

2 | Der Astralkörper

Der Astralkörper, ein weiterer feinstofflicher Körper mit einer feineren Struktur als die des Ätherkörpers, hat eine ähnliche Form wie der physische Körper, ist jedoch größer. Der Astralkörper ist Grundlage für Emotionen wie Zorn, Wünsche, aber auch Gier. Der Astralkörper kann sich blitzschnell zusammenziehen oder ausdehnen, je nachdem mit welchen Emotionen sich dieser Mensch im Moment beschäftigt. Bei einem Schock kann sich der Astralkörper verengen und eine ganze Weile in diesem Zustand bestehen bleiben.

Wir kennen in diesem Zusammenhang das sogenannte neurogene Zittern, das nichts anderes ist als der Versuch des Körpers, diese Erstarrung abzuschütteln. Vielleicht hast du das schon erleben können, diesen Moment des Schocks, wenn du in deinem Inneren ein Zittern verspürst und das Gefühl hast, zu frieren. Dieses Zittern kann sich auch bei der Auflösung eines Schocks zeigen und den Körper in der Verarbeitung unterstützen. Es legt sich zumeist von selbst wieder.

Der Astralkörper gilt als Brücke zwischen Gehirn und Geist. Der Geist steht in Verbindung mit unserem Mentalkörper, das Gehirn mit unserem Ätherkörper. Es gibt Menschen, die sind sich ihres Astralkörpers bewusst, doch bei vielen anderen ist das nicht der Fall. (Arthur E. Powell, 2013)

Hellsichtige können den Astralkörper als farbige Wolken oder Umriss um den Körper herum sehen. Je nach Entwicklung des Menschen ist der Astralkörper heller, strahlender und klarer in den Konturen. Ich benutze in diesem Zusammenhang gerne den Begriff »kohärent«, was ausdrückt, dass alles miteinander zusammenhängt und ausgerichtet ist. Ein Mensch, der sich seiner Emotionen und Begierden weniger bewusst ist, hat einen eher schwach konturierten Astralkörper, der eine chaotische Struktur aufweisen kann.

Auf andere Menschen wirkt ein kohärenter Astralkörper angenehmer und gefälliger, er fühlt sich einfach gut an. Ein chaotischer oder wenig konturierter Astralkörper ist spürbar als etwas, was nicht fassbar ist. Oft werden diese Menschen nicht gesehen, sie gehen schnell in der Masse unter. Meistens sind sie angepasst und im wahrsten Sinne des Wortes etwas kontur- und farblos.

Da der Astralkörper unmittelbar in einer Wechselbeziehung mit den Emotionen steht, verändern sich dessen Form und Farbe sehr schnell. Es findet eine permanente Bewegung statt, und dies bei der kleinsten emotionalen Regung. Je größer die Erregung, sei sie positiv oder negativ, desto mehr dehnt sich das Astralfeld aus und wird dadurch auch für andere Menschen besser spürbar. Das emotionale Feld nimmt mehr Raum ein. Sicher hast du schon bemerken können, dass ein zorniger Mensch sehr wuchtig wirken kann und viel Platz einnimmt, so dass du das Gefühl bekommst, keinen Raum mehr zu haben. Die Emotionen des Zornes oder der Wut sind wie Spitzen, die in dein eigenes Energiefeld eindringen. Dieses Eindringen kann sich als sehr unangenehm und nicht zugehörig anfühlen, so dass du automatisch einen Schritt zurückgehst, weil du diese Energie nicht spüren möchtest.

Emotionen sind wellenartig, sie steigen an und fallen ab. Wenn es dir sehr gut geht, ist die Welle ganz oben, wenn du eher betrübt bist, dann fällt die Welle ab. Wenn du dich im direkten Umfeld eines im Moment sehr glücklichen und fröhlichen Menschen bewegst, dann kannst du dieses angenehme Gefühl wahrnehmen und fühlst dich wohl in der Gegenwart dieses Menschen. Vielleicht liebst du es, in der Nähe dieses Menschen zu sein, denn sein Energiefeld ist strahlend, in sich kohärent und hat etwas Anziehendes. Auch diese Menschen können einen ganzen Raum füllen, jedoch ist das hier mit einem angenehmen Gefühl verbunden. Andere halten sich gerne in der Gegenwart von solchen Menschen auf, denn sie vermitteln ein gutes Gefühl.

Genauso verhält es sich, wenn jemand traurig oder enttäuscht ist. Doch hier fühlst du dich eher unwohl. Vielleicht versuchst du, den anderen aufzumuntern, damit du dieses Gefühl nicht mehr spüren musst. Es kann sogar sein, dass du dich an dem Gefühlszustand des anderen schuldig fühlst. Hier ist der Astralkörper meistens klein geworden, das Strahlende ist verschwunden und die Farben sind trübe. Dasselbe passiert auch, wenn zu viel Alkohol getrunken wird. Der Astralkörper wird nach und nach trübe, verliert seine Kraft und die schützende Kontur, so dass sich tiefschwingende astrale Wesen anheften können.

Viele Alkoholiker leiden unter Depressionen und decken diesen Zustand zu, indem sie Alkohol trinken und der eigenen Realität entfliehen möchten. Natürlich ist es genauso mit anderen Drogen, die dem Körper zugeführt werden. Am Ende ist es immer die Menge, die bestimmt, ob etwas schädlich ist oder nicht. Ein Glas Wein ab und zu kann heilsam sein, doch wer es nicht schafft, einen Monat im Jahr ohne Alkohol oder Drogen zu sein, sollte sich Gedanken über eine Abhängigkeit machen.

Es ist absolut »normal«, dass sich Menschen in der emotionalen Welle von absolut glücklich oder total traurig bewegen. Leider suggerieren uns Werbung und die Erwartungshaltung der Gesellschaft, oft sogar auch das eigene Umfeld, dass es nicht gut ist, unglücklich zu sein; dass es sich für die anderen nicht so gut anfühlt, wenn ein Mensch in ihrer Nähe traurig oder unglücklich ist. Nur, wie soll ein Mensch lernen, mit seinen Gefühlen umzugehen, wenn er sich nur noch gute Gefühle leisten kann? Gefühle, die nicht ausgelebt werden, machen krank. Es unterdrückt den Astralkörper in seiner Funktion und führt dazu, dass die Energieversorgung des Körpers nicht mehr optimal funktioniert.

Es ist wichtig zu verstehen, dass wir nicht nur aus unserem grobstofflichen Körper bestehen. Wir sind ein Ganzes zwischen Geist und Körper, zwischen Grobstofflichkeit und Feinstofflichkeit. Ein Mensch, der charismatisch ist, der nach außen strahlt, schwingt im Einklang mit seinem grobstofflichen und feinstofflichen Körper und ruht in sich.

Unser Astralkörper ragt bis zu siebzig Zentimeter oder noch weiter – je nach Entwicklungsstand der Seele – über unseren Körper hinaus. Wir kommen auch ohne Berührung miteinander in Verbindung und beeinflussen uns gegenseitig; und das geschieht viel öfter, als wir uns vorstellen. Wir werden nicht nur von anderen Menschen über den Astralkörper beeinflusst, sondern auch über die Medien, über das Internet, Film und Fernsehen. Alles, was wir über die Augen aufnehmen, beeinflusst indirekt unseren Astralkörper.

Das, was unsere Augen sehen, wird vom Verstand sortiert und mit bereits gemachten Erfahrungen verknüpft. Je nachdem wie diese bereits erlebten Erfahrungen sich angefühlt haben, lösen sie ein bestimmtes Gefühl aus. Der Verstand bewertet dieses Gefühl als positiv, neutral oder negativ, verstärkt und verknüpft dieses Gefühl mit der neuen Erfahrung. Dieses Gefühl wird in unserem Gehirn gespeichert und mit der nächsten ähnlichen Erfahrung wieder abgerufen.

Unser Auge ist ein großes Wunder, das Sehen ist für uns eine Selbstverständlichkeit. Wie stark das Sehen durch die Augen unseren Astralkörper beeinflusst, zeigt ein Beispiel, das ich beobachten konnte. Du sitzt vor dem Fernseher und schaust dir einen spannenden Krimi an. Die Spannung wird aufgebaut, die emotionale Welle steigt, deine Erregung wird größer und größer (nach diesem Muster verlaufen die meisten Krimis), ein Mord passiert oder der Übeltäter wird gefasst. Die Spannung wird nach und nach wieder abgebaut. Und was passiert nun in deinem Astralkörper?

Am Anfang bist du entspannt, und dein Astralkörper ist relativ ruhig. Deine ganze Aufmerksamkeit ist auf den Film gerichtet. Mit zunehmender Spannung fängt dein Astralkörper an, sich zu verändern, der Erregungspegel der Emotionen steigt höher, dein Astralkörper wird rot. Eine rote Wolke aus astraler Energie bildet sich im vorderen Teil deines Körpers, im Bereich deines Magens. Sie wird größer und größer und überfärbt schnell deinen ganzen Astralkörper. Du bist angespannt, innerlich erregt, vielleicht moralisch entrüstet über das, was du siehst. Die Welle ebbt langsam ab, der Film wird ruhiger und das Rot in deinem Astralkörper verschwindet nach und nach, um Entspannung (blau) oder konzentriertem Zusehen (gelb) Platz zu machen. Diese Prozesse in deinem Astralkörper geschehen innerhalb kürzester Zeit und zeigen deine emotionale Verfassung.

Der Astralkörper ändert seine Farbe blitzschnell, je nachdem was um ihn passiert. Je strahlender und leuchtender die Farben des Astralkörpers sind, desto bewusster und klarer ist dieser Mensch. Der Astralkörper eines entwickelten Menschen dehnt sich aus, wird größer und dadurch für andere Menschen stärker spürbar.

Bei einem Menschen, der einsam und allein an einer Bar sitzt und sich mit Alkohol zuschüttet, wird der Astralkörper mit jedem Glas trüber und blasser und verliert an Strahlkraft. Es ist so, als ob sich ein dunkelbrauner Schleier um ihn herumlegen würde.

Eine Mutter, die sich in Liebe ihrem Kind zuwendet, verändert ihren Astralkörper genauso. Die Aura färbt sich rosa und richtet sich auf das Kind aus, so dass das Kind ihre Liebe spüren kann. Liebe macht den Astralkörper strahlend und wunderschön. Ob ein Mensch dir in Liebe, Ärger oder in Gleichgültigkeit begegnet – all das ist im Astralkörper spürbar und für Hellsichtige sichtbar.

Mit offenen Sinnen und einer guten Wahrnehmung gelingt es dir immer besser, den »wahren« Zustand des Astralkörpers in der Begegnung zu spüren. Es zählt nicht, was dieser Mensch vorgibt zu sein oder was dir erzählt wird, sondern nur das, was dieser Mensch in seinem Innersten ist. Vielleicht hast du das auch schon bemerken können? Ein Freund erzählt dir, wie gut er sich fühlt, doch du spürst genau, dass das so nicht stimmt. Doch es gibt auch Wechselwirkungen mit deinem eigenen Astralkörper, aber dazu später mehr.

Der Astralkörper ist direkt mit Emotionen verbunden und reagiert so unmittelbar auf Veränderungen der unterschiedlichen Emotionen. Aber was ist mit Emotionen gemeint? Emotionen sind Gefühle wie Zorn, Wut und Ärger über etwas, was nicht so ist, wie wir es gerne haben wollen. Etwas, das nicht unseren Erwartungen entspricht. Emotionen können aber auch Leidenschaft, Obsession, Verlangen oder Wunsch sein.

Viele Menschen verwechseln Emotion und Liebe, doch Liebe hat wenig mit Emotion zu tun. Liebe ist sanft und leise, eher kühl, vor allem aber absichtslos. Emotion ist heiß und kann dich regelrecht überschwemmen. Es geht nicht um richtig oder falsch, sondern darum zu verstehen, was Emotionen sind. Vielleicht weißt du, dass wir Übereinstimmungen mit tierischer DNA, sogar mit pflanzlicher DNA haben. Es sind diese animalischen Anteile in uns, die unsere Emotionen steuern.

Der Hirnbereich, der direkt mit unseren Emotionen verbunden ist, wird auch das Reptiliengehirn genannt. Es ist ein Teil unseres Hirnstamms und erwächst aus unserem Rückenmark. Er ist der evolutionsbiologisch älteste Teil unseres Körpers und steuert die notwendigen Stoffwechselprozesse. Es erzeugt Emotionen wie Durst oder Hunger, um unseren Körper mit dem Notwendigen zu versorgen. Emotion ist ein vom Intellekt durchgesetztes Verlangen. (Arthur E. Powell, 2013)

Wir suchen auch unseren potenziellen Partner anhand der Genetik aus und nicht auf der Basis von Liebe. Manchmal trifft beides zusammen, oft ist jedoch die Partnerschaft dann zu Ende, wenn die Kinder groß sind und sie die Eltern nicht mehr brauchen. Sollte ich den einen oder anderen etwas desillusioniert haben, dann möchte ich mich hier in aller Form entschuldigen. Willkommen in der Realität!

Liebe drückt sich auch in unserem Astralkörper aus. Wir stehen in einer Entwicklung und einer Veränderung im Sinne einer evolutionären Veränderung mit einer Tendenz, dass sich unsere animalischen Emotionen und Begierden in eine Richtung zur universalen unkonditionierten Liebe entwickeln. Eine Liebe, die absichtslos, ohne Bewertung aus dem »Göttlichen« fließt. Diese Entwicklung sieht vor, dass sich die Wellen unserer Emotionen glätten und wir nicht mehr zum Spielball dieser Wellen werden. Sie ist vergleichbar mit einem Surfer, der lernt, die Wellen seiner Emotionen zu surfen. (Human Design System)

Das Bewusstsein über die feinstofflichen Körper und deren Funktionsweise wird uns der absichtslosen Liebe näherbringen und damit zu mehr Harmonie im kollektiven Feld führen; denn wir alle nähren das kollektive Feld mit unseren Emotionen. Zu wissen, dass unsere »niedrigen« Emotionen von animalischen Anteilen in unserer DNA gesteuert werden und diese zu »meistern«, ist ein Teil der menschlichen Entwicklung und meint, die Meisterschaft zu erlangen.

Wir alle sind eingebunden in ein »evolutionäres Programm«, ob wir das wollen oder nicht. Wir erschaffen äußere Umstände, damit unsere Entwicklung weitergeht. Wir schreiben das Jahr 2020 und stehen mitten im Chaos. Viele Menschen sind erstarrt in Angst vor einem Virus, das die ganze Welt bedroht. Diese Angst richtet großen Schaden in unserem Astralfeld an und lässt es klein und trübe werden, was dazu führt, dass unsere Körper nicht mehr richtig mit Energie versorgt werden. Angst schwächt unser Immunsystem und lässt uns schneller krank werden. Gleichzeitig wird das kollektive Feld von dieser angstvollen Energie genährt. Wir sollten dieser Angst-Energie nicht allzu viel Nahrung geben und den Fokus darauf richten, uns zu stärken an Leib und Seele, damit unsere feinstofflichen Körper keinen Schaden nehmen. Sei dir bewusst: Die Energie folgt immer deiner Aufmerksamkeit.

Das Gefühl von Angst versetzt unseren ganzen Körper in einen Stresszustand und dadurch in eine chaotische Erregung. All das, was wir vermeintlich nicht kontrollieren können, löst in uns Angst aus. Menschen tragen unterschiedlichste Urängste in ihrer Zellerinnerung. Die Angst vor dem Sterben ist wohl eine der größten Ängste überhaupt. Es ist eine Erfahrung, die wir meistens nur einmal in unserem Leben machen. Eine Erfahrung, die wir nicht kennen oder an die wir uns nicht mehr erinnern. Das Gefühl, eine Situation nicht kontrollieren zu können. Es ist nicht die Erfahrung an sich, sondern die Vorstellung einer bestimmten Erfahrung, die uns unter Stress setzt.

Angst ist am Ende ein Mittel dafür, andere Menschen kontrollieren und manipulieren zu können. Schon als Kind hast du gelernt, wenn du etwas, was andere gerne von dir möchten, nicht tust, dann wirst du bestraft. Hier ist es nicht das Erleben, was dich in Angst versetzt, sondern die Vorstellung davon. Wenn du ein mutiges Kind warst, hast du dich davon nicht ängstigen lassen und deine Strafe entgegengenommen. Du hast die Erfahrung gemacht: Die Strafe war richtig schlimm, aber die Strafe hat dich nicht umgebracht. Doch für deine Entwicklung war das eine wichtige Erfahrung, um die eigenen Grenzen auszuloten. Angststörungen sind heute in unserer westlichen Welt sehr weit verbreitet und zunehmend. Meistens gehen sie Hand in Hand mit Depression. Vielleicht wäre der Weg: Mehr Erfahrung und weniger Befürchtung.

»Was uns Angst macht, ist nicht das Erleben einer Bedrohung, sondern die Vorstellung, ihr hilflos ausgeliefert zu sein.« (Gerald Hüther, 2020)

Stress ist eine wichtige biochemische Reaktion, um unseren Körper schnell an eine Gefahrensituation anpassen zu können. Auf Schock reagiert der Körper mit einer Ausschüttung des Stresshormons Cortisol. Das löst Kraft aus, um vor einer bedrohlichen Situation zu fliehen oder erstarrt stehen zu bleiben. Das Ziel ist immer auf das Überleben gerichtet. Der Körper konzentriert die Versorgung durch Nährstoffe und Sauerstoff auf die jetzt benötigten körperlichen Funktionen, doch diese können das Gleichgewicht der Homöostase (Selbstregulation eines Systems) stören. Dauerstress führt zur Erkrankung des Körpers und der Psyche, was wir unter dem heutigen Begriff »Burn Out« nur zu gut kennen.

Seit 2020 haben wir in vielen Ländern Maskenpflicht; und ich finde es interessant, dass diese Maskenpflicht dazu führt, dass Menschen ihre Emotionen und damit den Ausdruck des Astralfeldes verstecken können. Ohne sichtbare Mimik wird es schwierig, andere Menschen zu lesen. Die Distanzregeln führen dazu, dass du den anderen Menschen nicht mehr spürst. Was macht das mit dir? Du wirst unsicher, denn du kannst nicht mehr sehen, ob dieser Mensch meint, was er sagt. Du spürst die Menschen, ihre Emotionen nicht mehr. Der Mensch ist ein soziales Wesen, und das schafft zusätzliche Unsicherheiten, welche Angst und Panik verstärken und den Menschen schwächen.

Angst lässt den Astralkörper trübe und schwach werden. Dadurch wird unser Körper nicht mehr richtig mit Energie versorgt, und wir werden müde und antriebslos. Wenn ich einen Blick auf den Astralkörper von Menschen in Angst werfe, sehe ich, wie sich der Astralkörper klein macht und seine Strahlkraft verliert. Was können wir tun, um den Astralkörper zu stärken und die Strahlkraft zu erhalten, so dass unser Körper mit Energie versorgt wird und sich das Immunsystem stärken kann? Das Wichtigste ist erst einmal Licht. Das Licht der Sonne kann den Astralkörper aufladen. Man sollte sich in der Natur aufhalten, in der Natur die »göttliche« Energie spüren und jede Zelle des Körpers mit dieser Energie füllen. Du kannst deine mentale Kraft nutzen, um deinen Astralkörper regelrecht aufzuladen. Richte deinen Fokus auf die schönen Dinge des Lebens und nicht auf das, was dir fehlt. Eine Abstinenz von Medien, Internet und Smartphone kann hilfreich und unterstützend sein.

Das hat mit deiner Geisteshaltung zu tun und ist Teil der menschlichen Entwicklung, in der wir mittendrin stehen. Es gilt, eine Geisteshaltung zu entwickeln, in der das Glas nicht halb leer, sondern halb voll ist. Den Blick auf das zu richten, was stärkt, und nicht auf das, was schwächt. Dies ist eine Lernerfahrung, in der wir gerade in den Jahren 2020 und 2021 herausgefordert werden, ob wir nun wollen oder nicht. Nutzen wir diese Erfahrung, um das Bewusstsein weiter zu entwickeln. Es geht darum, das eigene innere Licht, die Verbindung mit der göttlichen Energie, mit absichtsloser Liebe zu stärken und in der Materie durch unser Gefäß – unseren Körper – zum Ausdruck zu bringen. Lassen wir uns davon nicht schwächen!

Der Astralkörper der Tiere ist in erster Linie auf das Verlangen nach Nahrung und den Kampf ums Überleben ausgerichtet. Doch auch der Astralkörper der Tiere ist in einem »Bewusstseinsprozess«. Gerade Haustiere lernen, sich auf einen Menschen einzustellen, weil der Mensch sein Bedürfnis nach Nahrung erfüllt. Sie entwickeln Zuneigung oder Liebe für ihren Menschen und verändern damit den eigenen Astralkörper. Diejenigen, die mit Tieren zusammenleben, kennen diese absolute Liebe. Ein Tier macht sich keine Gedanken darüber, was morgen ist. Ein Tier fühlt Schmerzen, wenn es von Menschen verletzt oder im Stich gelassen wird, aber ein Tier lebt immer nur im Jetzt.

Ich war immer von Haustieren umgeben, habe auch jetzt einen Hund, und meine Wahrnehmung und Beobachtung zeigen mir, dass immer mehr Tiere gerade jetzt in einer umfassenden Entwicklung sind. Tiere, die im Austausch mit uns Menschen stehen. Menschen, die Liebe und Gefühle für ihre Haustiere entwickeln, unterstützen ein Tier in der Ausformung seines Astralkörpers, aber fördern ihre eigene Entwicklung. Jedes meiner Haustiere hat mich in einer bestimmten persönlichen Entwicklungsphase unterstützt und begleitet. Jedes »meiner« Tiere hat mich reich beschenkt, und ich bin unendlich dankbar für diese Erfahrungen. Dessen sollten wir Menschen uns bewusster werden. Gerade in einer Zeit, in der Fleischproduktion zu einer absoluten Qual geworden ist. Vielen Menschen ist die Verhältnismäßigkeit in Bezug auf Fleischkonsum völlig abhandengekommen. Vor langer Zeit haben die Menschen mit den Tieren einen Pakt geschlossen: »Wir sorgen für eure Sicherheit, schützen euch vor den wilden Tieren. Wir, die Tiere, lassen es zu, dass ihr Menschen euch von uns ernähren dürft, um für euer Überleben zu sorgen.« Jedoch ist das schon längst entartet, denn die Menschen haben jedes Maß verloren und diesen Pakt gebrochen. Ich kann den Schmerz und die Qual der Tiere in meinem Herzen fühlen.

Tiere haben ein Bewusstsein und haben sich in den letzten Jahren weiterentwickelt. Hier eine ganze persönliche Geschichte: 2016 ist meine Samojeden-Hündin Alika im Alter von vierzehn Jahren gestorben. Sie war ein Hund, der so vielen Menschen ein Lächeln ins Gesicht gezaubert hat. Menschen fragen mich vier Jahre später noch, wo denn der nette weiße Hund geblieben sei. Alika lernte als junger Hund, Luftblasen in ihrem Wassernapf zu erzeugen, um dann diesen Blasen mit schielenden Augen zuzuschauen. Ein Bild, das ich nie vergessen werde, und das mich heute noch zum Lachen bringt, wenn ich daran denke.

Zwei Tage nachdem sie gestorben war, kurz bevor ich in den Tiefschlaf sank, wurde ich von einem Moment auf den anderen hellwach. Ich konnte zuschauen, wie sich grünschimmernde astrale Materie auf mein Bett zubewegte, und zwar genauso, wie sich Alika ab und zu auf mein Bett geschlichen hat. Zuerst erschien der Kopf, dann die Vorderbeine und zuletzt die Hinterbeine – und das meistens völlig unbemerkt. Wer selbst Hunde hat, weiß, wie das geht. Genauso hat sich diese astrale Materie auf mein Bett bewegt, und ich wusste, das war Alika, die sich von mir verabschieden wollte. Diese Erfahrung bewegte mich tief. Ich kannte das bereits von Menschen, die gestorben waren, aber nicht von Tieren.

Der Astralkörper ist so vieles mehr als »nur« eine feinstoffliche Schicht, die sich um unseren Körper herumbewegt. Er entspricht mit einer absoluten Genauigkeit der physischen Materie, die sie durchdringt, und zieht Astralsubstanz mit der gleichen Dichte an. Die Astralmaterie ist unsere Hülle, in der unser Selbst Sinneswahrnehmungen erfahren kann. (Arthur E. Powell, 2013) Das ist eine enorm wichtige Aussage, mit der wir uns in späteren Kapiteln näher beschäftigen werden.

Die Substanz des Astralkörpers bewegt sich enorm schnell und steht in einer Wechselwirkung mit dem Mentalkörper und mit der Astralsubstanz von Materie, aber auch mit Pflanzen und anderen Menschen. Dein eigener Astralkörper verändert sich, je nachdem was sich in deinem Umfeld befindet und wie du darauf reagierst. Das beeinflusst deinen eigenen Astralkörper.

Alles, was um uns herum ist, besitzt einen Astralkörper. Sehr gut ist das bei Pflanzen sichtbar. Wenn du lernst, mit deinem Astralkörper zu sehen und nicht mit deinen physischen Augen, dann kannst du vielleicht den Astralkörper der Pflanze erschauen. Eine gesunde Pflanze, die gut gepflegt ist, hat einen strahlenden Astralkörper. Fehlen ihr die Nahrung oder das Wasser oder bekommt sie nicht genügend Licht, dann wird der Astralkörper immer kleiner und kann die Pflanze nicht mehr genügend versorgen, bis sie irgendwann verdorrt.

Genauso ist es mit dem Menschen. Zu wenig Licht, viele »negative« Energien, Umweltbelastungen, psychische Belastungen – all das führt zu einer Störung des Astralkörpers und irgendwann auch zu einer Schwächung oder Störung des grobstofflichen Körpers. Leider vernachlässigt die klassische Schulmedizin diese Aspekte. Doch gewinnen immer mehr alternative Heilmethoden Beachtung, die diese Aspekte miteinbeziehen und den Menschen als Ganzes behandeln und nicht nur den grobstofflichen Körper.

Was geschieht mit dem Astralkörper, wenn der Mensch stirbt? Im Sterben zieht sich das Bewusstsein aus dem grobstofflichen Körper zurück in den Ätherkörper, später dann in den Astralkörper, wobei sich Hülle um Hülle langsam auflöst. (Arthur E. Powell, 2013)

Ich habe das beim Sterben meines Vaters beobachten können. Im Sterbeprozess gab es einen Moment, in dem sich die feinstofflichen Felder geordnet und geglättet haben. Das war der Augenblick, in dem das Bewusstsein den grobstofflichen Körper verlassen hat. Während der Wiederbelebungsmaßnahmen spürte ich, dass es nichts mehr zu tun gab. Das Bewusstsein hatte entschieden, sich auf die Reise zu machen. Da der Körper erst sieben Stunden später abgeholt werden konnte, war es mir möglich, die nachfolgenden Prozesse zu beobachten.

Nach und nach entspannte sich der Körper meines Vaters mehr und mehr. Die feinstofflichen Körper wurden ruhiger. Die Energie einer tiefen Ruhe, Freude und eines inneren Friedens breitete sich im Raum aus. Der Körper wurde entspannter, und auf seinem Gesicht zeigte sich ein Lächeln. Dennoch war »seine« Präsenz immer noch spürbar. Es war ein großes Geschenk, das ich hier von meinem Vater erhalten habe. Ich bin sehr dankbar dafür, denn es hat mir die Angst vor dem Sterben genommen.

Doch es gibt auch Situationen, in denen das Ego nicht bereit ist, sich aufzulösen. Der Astralkörper bleibt in der Astralwelt hängen. Vielleicht sucht er sich einen neuen »Wirt«, um weiterhin am Leben in der Materie teilnehmen zu können, wie bereits im vorherigen Kapitel geschildert. Hat sich die Astralhülle bei einem anderen Menschen eingenistet, hat das in den meisten Fällen Auswirkungen auf das Leben dieser Person. Es kann zu Störungen im Körper, aber auch in der Psyche kommen. In meiner Praxis als Schmerzkörper-Therapeutin komme ich ab und zu damit in Berührung. Menschen, die als »Wirt« für einen fremden Astralkörper dienen, fühlen sich oft sehr müde und ausgelaugt.

Ich habe immer wieder die Erfahrung gemacht, dass Menschen, die durch Gewalt oder während eines Unfalls gestorben sind, sich nicht bewusst sind, dass ihr Körper gestorben ist. Sie »leben« ihr Leben weiter, vielleicht versuchen sie, auf sich aufmerksam zu machen. Sie »verzweifeln«, weil sie von den lebenden Menschen nicht mehr gesehen werden. Doch auch hier werden der Äther- und der Astralkörper nach und nach aufgelöst.

Der Astralkörper ist der feinstoffliche Körper, der neben dem Mentalkörper am meisten spürbar ist. Wir erschaffen unseren Astralkörper mit unseren Wünschen, Begierden und Emotionen. Die Astralmaterie wird davon geformt und verändert. Eine klare innere Absicht führt zu einer Veränderung unseres Astralkörpers. Damit ist gemeint: Je klarer eine Absicht ist, desto klarer wird sich der Astralkörper in diese Richtung verändern. Dadurch wird es möglich, dass sich der Astralkörper mit unserer »Wunschmaterie« verbindet.

Das Beherrschen des Astralkörpers kann wie jede andere Disziplin erlernt werden. Menschen mit einer klaren Ausrichtung im Leben werden weniger von ihrem Umfeld beeinflusst als Menschen, die sich treiben lassen. Eine klare Ausrichtung kann sein, das Leben in Liebe und Freude zu verbringen. Genauso kann es eine Ausrichtung sein, das Leben in Ärger und Missgunst zu verbringen. Wir haben ein Bewusstsein und sind in der Lage, eine bewusste Entscheidung zu treffen.

Wenn wir geboren werden, haben wir einen kreativen Zugang zu unserem Astralkörper und »wissen«, wie wir mit diesem umgehen sollen. Je älter wir werden, umso mehr verlieren wir diese Fähigkeit. Ich erinnere mich, dass ich als Kind meinen Astralkörper auf Reisen schicken konnte, dass ich über Wälder und Seen geflogen bin und es genossen habe, diese Ausflüge zu unternehmen. Aber ich erinnere mich auch, dass ich immer wieder zum gleichen Ort geflogen bin, zu einem Holzhaus in der Nähe des Waldes. Ich schaute sehnsüchtig durch das Fenster ins Innere des Hauses, um »meine« Familie zu beobachten. Ich bedauerte es, so jung gestorben zu sein.

Doch irgendwann kam der Zeitpunkt, wo es nicht mehr möglich war, diese Reisen zu unternehmen. Es war der Zeitpunkt, an dem sich mein Bewusstsein klar für dieses Leben, für diese Inkarnation entschieden hat. Das muss aber nicht immer zeitlich klar abgegrenzt geschehen: Es kann sein, dass sich das Ego zwar für eine neue Inkarnation entschieden hat, doch oft hängt es immer noch in einem alten Leben fest, weil es den Schmerz oder die Sehnsucht nicht loslassen kann oder sich nach der immer wieder gleichen Erfahrung sehnt.

Es gibt keine Wiederholung einer gleichen Erfahrung. Sie wird nie genauso gleich sein, wie du es bereits kennst. Das Verharren in dieser alten Sehnsucht führt dazu, dass sich dein Bewusstsein, deine Seele nicht mehr weiterentwickeln kann und dich davon abhält, neue Erfahrungen machen zu können. Das hat Gültigkeit, egal ob es sich um Erfahrungen aus einer früheren Inkarnation handelt oder um Erfahrungen aus erst kürzlich vergangenen Zeiten.

Alle unsere feinstofflichen Körper stehen miteinander in Verbindung. Eine besonders starke Wechselwirkung haben Astralkörper und Mentalkörper, was im Alltag gut spürbar ist.

3 | Der Mentalkörper

Der Mentalkörper besteht aus der mentalen Elementaressenz und unterscheidet sich vom Astral- und Ätherkörper in der Dichte. Jeder unserer Körper hat eine ihm eigene Dichte. Das bedeutet, das »Material« ist unterschiedlich und ebenso die Art und Weise, wie der betreffende Körper funktioniert. Der Mentalkörper verfügt über eine Wirkweise bis zu einhundert Zentimeter außerhalb des Menschen, doch bei vielen Menschen sind Mental- und Astralkörper miteinander vermischt und nicht mehr deutlich voneinander zu unterscheiden.

Der Mentalkörper hat, genauso wie der Astralkörper, eine starke Wirkung auf andere Menschen und kann diese direkt beeinflussen. Da die feinstofflichen Körper weit über den grobstofflichen Köper hinausragen, vermischen sich diese Körper im Kontakt mit anderen Menschen. Ein Gespräch findet in den meisten Fällen mit einem Abstand von etwa einem Meter statt. Da die feinstofflichen Körper weiter als einen Meter über den grobstofflichen Körper herausragen, findet in diesem Abstand eine Verbindung und eine Vermischung zwischen den feinstofflichen Körpern beider Menschen statt. Diese Vermischung kann so weit führen, dass du Emotionen übernimmst oder dir über etwas Gedanken machst, was dich normalerweise nicht interessiert. Der stärkere oder dominantere feinstoffliche Körper durchdringt den anderen und beeinflusst diesen direkt. Das passiert zumeist unbewusst und ohne Absicht. Sobald eine genügend große Distanz entstanden ist, trennt sich diese Verbindung wieder, und normalerweise fließen die Anteile zurück zu ihrem ursprünglichen Besitzer, je nachdem wie lange die Verbindung bestanden hat.

Doch je länger die Verbindung der feinstofflichen Körper zwischen zwei Körpern andauert, desto stärker findet eine wechselseitige Beeinflussung statt. So kann es sein, dass du eine festgefahrene Meinung über ein Thema hattest und die Verbindung und das Gespräch mit dem anderen dazu führt, dass sich deine Meinung, deine Gedanken dazu verändern. Aus dieser Veränderung bildest du dir neue, eigene Gedanken. Durch die Verbindung und die Anregung des anderen Mentalkörpers und Astralkörpers gab es neue Impulse, und es wurde eine neue Meinung gebildet. Direkte soziale Kontakte sind wichtig, damit wir wachsen und uns weiterentwickeln können.

Wie bereits erwähnt, findet auch eine wechselseitige Beeinflussung zwischen Mental- und Astralkörper statt. Der Mentalkörper kann Gefühle des Astralkörpers verstärken, genauso wie Gefühle den Mentalkörper verstärken können. Eine zu starke Verstärkung könnte zu einer Überreaktion führen, wie zum Beispiel einem hysterischen Anfall oder auch zu einem Nervenzusammenbruch. Beides sind Überlastungen des feinstofflichen Systems mit einer direkten Auswirkung auf den Körper. Das heißt, die beiden feinstofflichen Körper beeinflussen sich gegenseitig und verstärken sich in ihrer Kraft.

Im Gegensatz zur astralen Materie des Emotional- oder Astralkörpers ist die mentale Elementaressenz weder eine atomare noch eine molekulare Masse. Der Begriff der Elementaressenz wurde von mittelalterlichen Esoterikern gebildet und bezeichnet Materie, die aus den Elementen von Naturgeistern zusammengesetzt ist. (Arthur E. Powell, 2013)

Jeder konkrete Gedanke erzeugt eine Verdichtung der Energie, die stärker wahrgenommen wird als der Mentalkörper als solcher. Der

Mentalkörper hat die Fähigkeit, Gedankenwellen auszusenden, Gedankenformen zu bilden und Projektionen zu erzeugen. Jeder unserer Gedanken sendet eine Gedankenwelle aus. Stelle dir einen Wassertropfen vor, der in einen großen See fällt. Du kannst zuschauen, wie sich Kreise bilden, die größer und größer werden und irgendwann im ganzen See verteilt sind. So ähnlich kannst du dir deine Gedanken vorstellen, die sich im Äther des Universums verteilen und mit ähnlichen Gedanken, die auf der gleichen Frequenz schwingen, verbinden.

Gedankenformen sind ein Feld von konzentrierter und klarer Mentalessenz. Ich hatte einmal das Glück zuzusehen, wie Gedankenformen aus dem Kopf aufstiegen; Formen, die klar umrissen sind und eine andere Farbe beinhalten, je nachdem ob es sich eher um »niedere« Gedanken oder um liebevolle Gedanken handelt. Formen, die ich dabei sehen konnte, waren eine Art Fragezeigen oder Flamme. Eine andere war eine geometrische Form, wie eine auf dem Kopf stehende Raute. Ich erinnere mich noch sehr gut daran, und auch, dass ich mit offenem Mund dagesessen habe, völlig überwältigt von dem, was ich sehen konnte. Leider ist diese Fähigkeit in den nachfolgenden Jahren verloren gegangen, weil ich mich auf das Überleben in der materiellen Welt konzentrieren musste.

Doch es zeigt, was die menschlichen Sinne zu sehen fähig sind, wenn wir uns nur erlauben zu sehen, was ist, und uns von mentalem Ballast befreien, damit die Essenz sich zeigen darf. Jeder Mensch hat in sich diese Fähigkeiten angelegt, doch unsere Sinne werden heute viel zu sehr überflutet von Medien wie Zeitung, Fernsehen oder Internet. Das alles deckt unsere angeborenen Sinne zu.

Der Mentalkörper hat sich in den vergangenen zwei- bis dreihundert Jahren stark entwickelt und ist dadurch größer und dominanter geworden. Er wurde und wird aber immer wieder gefüttert von Begierden und Wünschen, die aus unserem Astralkörper aufsteigen. Der

Mentalkörper und der Astralkörper sind eng miteinander verbunden und unterstützen sich gegenseitig in positiver wie auch in negativer Form. Das heißt, bestimmte Gefühle aus dem Astralkörper führen zu bestimmten Gedanken im Mentalkörper – und diese werden miteinander verknüpft.

In den Zeiten des Kalten Krieges wurden viele Experimente in Bezug auf *Mind Control* und Beeinflussung der Menschen durch Medien gemacht. Es ist wichtig zu verstehen, wie und wodurch wir manipuliert werden. Unsere Wünsche und Begierden werden durch optische Reize wachgerufen, auch unsere Werbung spielt mit emotionalen Bildern. Jeder kennt noch die Marlboro-Werbung. Der Cowboy war der Inbegriff des starken und lässigen Mannes. Das Rauchen von Zigaretten verleiht das Gefühl (Astralkörper), stark zu sein. Wenn ich also rauche (Überlegung des Mentalkörpers), dann bin ich stark; und dieses gute Gefühl bleibt in meinem Astralkörper und wird stärker und stärker. Das heißt, es wurde eine Verbindung zwischen Rauchen und dem Gefühl von Stärke und Lässigkeit geschaffen. Das ist die Beeinflussung: Über etwas in einer bestimmten Art und Weise zu denken. Heute kennen wir das unter dem Begriff *Framing.* Damit ist gemeint, dass Formulierungen einer Botschaft das Verhalten unterschiedlich beeinflussen können, auch wenn der Inhalt derselbe ist. Die Beeinflussung ist hier das Gefühl von Stärke und Lässigkeit für etwas, was im Grunde schädlich für die Gesundheit ist.

Werbung hat eine direkte Auswirkung auf unser Denken und damit auf unseren Mentalkörper, gleichzeitig beeinflussen die Bilder einer Werbung unsere Gefühle und damit direkt unseren Astralkörper. Diese Beeinflussungen wirken meistens unmerklich und subtil. Sie werden erst sichtbar, wenn sich unser Denken verändert. Doch diese Veränderungen bringen uns immer weiter weg von unserem wahren Selbst, unserer Seele.

Die Wünsche werden stärker und überschwemmen uns. Bedenken, dass der Wunsch nach Neuem, nach noch mehr Materiellem, uns und/oder der Umwelt schadet, werden schnell von den Begierden überwältigt und beiseitegeschoben. Die Mentalität, der Begriff gründet im Mentalkörper und bezeichnet die eigene Art zu denken; diese allgemeine Mentalität ist heute oftmals die, dass die anderen sich um die Umwelt kümmern sollen, denn man möchte Spaß haben und genießen. Sorgloser Konsum, denn schließlich muss die Wirtschaft wachsen, ist häufig Antrieb und Entschuldigung zugleich. Wir sind immer tiefer verstrickt in unsere Begierden nach mehr und merken dabei nicht, dass wir uns zum Sklaven unserer eigenen Begierden machen. Dabei vergessen wir immer öfter, wer wir eigentlich sind.

Die meisten Menschen lernen nur über die Erfahrung, doch die Gruppe derer, die genug von dieser Erfahrung haben, wächst. Sie möchten nicht mehr die Sklaven ihrer eigenen Begierden sein. Sie haben gemerkt, dass das Leben nicht nur daraus besteht, Geld zu verdienen, um die eigenen Begierden und Wünsche zu befriedigen und die Erwartungen anderer Menschen zu erfüllen.

Es gehört zu unseren Aufgaben zu lernen, das Bewusstsein unseres Astralkörpers zu entwickeln, und zu erkennen, wie unsere Begierden uns lenken und wohin sie uns führen. Wir müssen die Wahrnehmung dafür schärfen, dass erfüllte Wünsche nicht unbedingt mehr Zufriedenheit garantieren. Wir müssen trainieren, bewusster mit den eigenen Begierden und Wünschen umzugehen. Wir müssen lernen zu beobachten und somit zu erkennen, wie der Mentalkörper die Begierden des Astralkörpers unterstützt und diese verstärkt.

Vielleicht benötigen wir Menschen die Erfahrung von zwei Extremen, von zwei Gegensätzen, um in unsere eigene Mitte zu gelangen. Ich habe die Hoffnung, dass wir jetzt nach und nach auf einer Seite des extremen Verhaltens angekommen sind und somit unsere Mitte wiederfinden können. Wir sind göttliche Wesen mit einer Seele, die sich wünscht zu wachsen, um sich mit dem göttlichen Funken zu verbinden. Wir alle tragen diese Erinnerung in uns, wir brauchen sie nur aufzuwecken. Das ist um vieles leichter, wenn wir in der Liebe sind.

Erinnere dich an den Vergleich des Wassertropfens, der sich in kleinen Wellen ausbreitet. Alles, was du denkst, breitet sich in kleinen Wellen aus und prägt damit die kollektive Energie. Das heißt, du prägst mit deinen Gedanken (Mentalkörper) und mit deinen Gefühlen (Emotionalkörper) das kollektive Bewusstsein. Bist du dir dessen bewusst? Wenn du etwas verändern willst, dann verändere deine Gedanken – und du veränderst damit dein Umfeld. Aufzuwachen heißt zu erkennen, dass du selbst das Problem bist, nicht die Welt oder die anderen. Es ist gar nicht so einfach, Verantwortung für seine eigenen Gedanken zu übernehmen.

Vielleicht hast du schon einmal den Versuch gemacht, während fünf Minuten deine Gedanken zu beobachten. Du wirst erstaunt sein, was du so alles innerhalb von fünf Minuten denkst. Aber auch, wie viel Negativität in deinen Gedanken steckt. Vielleicht kannst du erkennen, wie sehr deine Gedanken deine Wünsche und Gefühle beeinflussen. Ich weiß, es ist ziemlich schwierig, denn schnell driften die Gedanken ab, bleiben an irgendetwas hängen, und das Bewusstsein für die eigenen Gedanken schwindet. Probiere es aus! Es verändert deinen Mentalkörper und hat dadurch Einfluss auf deinen Emotionalkörper.

Wenn du den Fokus auf deine Gedanken legst und diese beobachtest, dann hilft dir das zu erkennen, was deine Gedanken mit dir machen. Dazu gibt es eine gute Übung:

Du denkst für ungefähr fünfzehn Minuten ganz bewusst negative Gedanken und beobachtest, wie es dir dabei geht. Dann machst du das Gegenteil, denkst also positiv und spürst in dich hinein, wie es dir damit geht. Wahrscheinlich wirst du feststellen, dass du die negativen Gedanken schnell vertreibst, weil es dir durch sie immer schlechter geht. Allerdings ist es nicht einfach, ausschließlich positive Gedanken zu haben. Wir merken schnell, wie der Verstand Zweifel streut und wir von den positiven Gedanken wegdriften. Während du das beobachtest, hast du sicher bemerkt, wie schnell dein Wohlbefinden von deinen Gedanken geprägt wird.

Der Mentalkörper, wie auch der Astralkörper, durchdringt alle Schichten deiner feinstofflichen Hülle. In vielen Darstellungen werden diese Körper als einzelne Schichten gezeigt. Doch die feinstofflichen Körper greifen ineinander und beeinflussen sich wechselseitig. Der Emotionalkörper dringt durch alle Körper und beeinflusst das körperliche Wohlbefinden maßgeblich. Genauso werden das emotionale Befinden und das Denken beeinflusst.

Damit du verstehen kannst, was der Schmerzkörper ist und wie seine Beeinflussung sich vollzieht, ist es wichtig zu begreifen, wie sich die feinstofflichen Körper verhalten und wie stark sie sich gegenseitig beeinflussen und damit deinen Körper, deine Psyche und deinen Geist lenken können. Aber gibt es noch eine weitere Schicht der feinstofflichen Körper, die einen Einfluss auf den Menschen hat.

4 | Der Kausalkörper

Oft wird der Kausalkörper auch spiritueller Körper oder Seelenkörper genannt. Andere nennen ihn auch den geistigen Mentalkörper. Dieser feinstoffliche Körper ist die Verbindung zwischen der Seelenfamilie und unserer Persönlichkeit. Auch hier gibt es unterschiedliche Begrifflichkeiten, denn die Seelenfamilie wird auch als die Gruppenseele bezeichnet.

Die Gruppenseele ist das Abbild des göttlichen Selbst, doch ist dieses Abbild verdeckt durch den dichten Schleier der Materie. Je weiter die Menschheit in der Entwicklung voranschreitet, desto klarer und strahlender kann dieses Abbild werden, und der Schleier der Materie wird immer dünner. Die Gruppenseele wird in der Gesamtheit als Sonnenengel bezeichnet. Diese besitzt die Kraft einer Miniatursonne. Sie vereint die Eigenschaften von Hitze und Licht. Je stärker die innere Flamme einer Gruppenseele brennt, desto strahlender sind deren Licht und Ausstrahlung, so dass sie sich zum richtigen Zeitpunkt mit anderen Einheiten vereinen kann und so zu einer einzigen Flamme wird, die sich mit der Ur-Quelle verbinden kann. (Alice A. Bailey, 1933)

Dein Kausalkörper wird vom Feuer »deiner« Gruppenseele gespeist, um den Entwicklungsprozess deines Egos (wiederverkörperte Individualität) voranzutreiben und damit die Entwicklung der Gruppenseele zu fördern. Im Sterben geht das Ego mit all seinen irdischen Erfahrungen zurück zur zugehörigen Gruppenseele, um einen Anteil an der Entwicklung der Gruppenseele zu erfüllen. Gleichzeitig ist es von den Begrenzungen des irdischen Lebens befreit.

Der Kausalkörper ist schwierig zu beschreiben, auch weil dieser Körper für Hellsichtige schwieriger zu sehen ist als die anderen drei Körper. Oft wird er als Oval um den Körper wahrgenommen. Je nachdem wie weit das Bewusstsein des betreffenden Egos entwickelt ist, wird der Kausalkörper strahlender und größer. Ein bewusster Kausalkörper kann in den zartesten Regenbogenfarben schimmern.

Die Entwicklung des Bewusstseins erweckt diesen Körper nach und nach durch Schwingungen des Mentalkörpers. Selbstlose Liebe oder bewertungsfreies Denken können den Kausalkörper entfalten. Die Energie dieses Körpers ist hochschwingend und in seiner Struktur sehr fein. Es braucht eine licht gewordene Wellenstruktur der anderen Körper, bevor dieser Körper sich zu seiner ganzen Größe und Schönheit entwickeln kann. Je mehr Bewusstheit in deinen anderen feinstofflichen Körpern vorhanden ist, desto besser kann sich die Schwingung dieser Körper auf die Struktur des Kausalkörpers einlassen.

Niedrige Emotionen wie Hass, Gier und Stolz werden niemals einen Ausdruck im Kausalkörper finden oder diesen zur Entfaltung bringen. Auf der Ebene der Gruppenseele gibt es keine Bewertung mehr, es gibt nur noch Gelassenheit im Sinne einer Gleichstellung von allem, was ist. Es gibt weder Gut noch Böse. In der Gruppenseele gibt es keine Polarität. Die Entwicklung besteht darin, die eigenen Gegensätze in sich zu vereinen. Je mehr die Gegensätze sich in deinen feinstofflichen Körpern vereinen, desto lichter werden die Felder und kommen zu innerem Frieden. Dieser innere Friede hilft dir, deine eigene Kraft auszurichten und dich mit der reinen Liebe zu verbinden.

Diesen Zustand zu erreichen, erfordert die Bereitschaft, sich mit den eigenen Blockierungen auseinanderzusetzen. Viele Menschen scheuen diese Arbeit, weil es sie mit den eigenen Schmerzen in Verbindung bringt, doch immer mehr Menschen haben sich aufgemacht, um ihre Körper zu klären und so den Kausalkörper zu entfalten. Den Frieden in sich zu finden, geschieht nicht mittels einer Technik, die ich in irgendeiner Art ausführen muss. Liebe, Frieden und Zentriertsein sind Zustände, die sich durch sämtliche Lebensbereiche ziehen und den Kausalkörper vergrößern und aufstrahlen lassen.

Ich treffe immer wieder auf Menschen, die sich in einer – ich nenne es jetzt einmal so – Pseudospiritualität bewegen. Sie beschäftigen sich mit Meditation, lesen viele esoterische Bücher, folgen irgendwelchen selbsternannten Gurus, um sich besser zu fühlen. Sie schotten sich ab, bewegen sich in einer Blase, verschließen ihren Verstand und ihren Geist vor Neuem und folgen einer Heilslehre, weil diese ihnen verspricht, möglichst schnell und ohne eigene Anstrengung das Bewusstsein zu erweitern. Meistens ist das mit Kosten verbunden.

In meiner Arbeit als Therapeutin erlebe ich es, dass Menschen zu mir kommen und möchten, dass ich ihnen ihren »Rucksack« abnehme und dieser Rucksack doch bitte verschwinden möge. Das ist nicht möglich. Und das ist auch nicht meine Funktion als Therapeutin und Coach. Ich betrachte mich als Seelencoach, der dem Hilfesuchenden die Hand reicht und ihn unterstützt, um wachsen zu dürfen. Es geht darum, Möglichkeiten aufzuzeigen, so dass eine andere Perspektive der eigenen Geschichte eingenommen werden kann. So, dass sich das Ego in seinem individuellen Tempo entwickeln darf und nach und nach Verantwortung für das eigene Leben übernimmt. Immer zum höchsten Wohle der Menschheit und in Übereinstimmung mit dem eigenen Seelenplan.

Bewusstseinsentwicklung kann schmerzhaft sein und ist nicht nur angenehm und harmonisch. Sie findet in der Erfahrung und in unserem alltäglichen Leben statt. Doch mit jedem Schritt klärt sich die Energie etwas mehr, wird strahlender und die Zeit, Frieden im Herzen zu spüren, wird länger und intensiver. Sei nachsichtig mit dir selbst und erweise deinem eigenen Seelenweg den nötigen Respekt, damit du in der Lage bist, dein Schicksal vollumfänglich zu akzeptieren. Ein Schicksal, zu dem du vor deiner Inkarnation JA gesagt hast. Ein Schicksal, an dem du sogar mitgewirkt hast.

Spätestens im Sterben wirst du den Sinn darin erkennen können, die Schönheit des Wachstums wahrnehmen und den Frieden in dir spüren. Wenn du wieder im Schoße der Gelassenheit – in deinem Seelenheim – angekommen bist, kannst du sehen, wie strahlend schön sich dein Kausalkörper entwickelt hat. Du wirst wieder in deiner Mitte sein und den Schmerz des irdischen Daseins nach und nach hinter dir lassen, um dich mit deiner Gruppenseele zu verbinden.

Gerade jetzt stehen wir, die Menschheit, unsere Kausalkörper und damit auch die Gruppenseelen, in einem intensiven Wachstumsprozess. Vieles wurde bereits geschrieben. Die Menschen lechzen nach einer friedlichen, harmonischen Zeit. Doch Wachstum und Entwicklung finden oft erst unter Druck statt und führen zu einer notwendigen Veränderung. Mutation braucht einen gewissen Druck, damit sie sich durchsetzen kann. Stelle dir eine prickelnde Flasche Champagner vor! Der Druck in der Flasche ist enorm, doch bevor der Korken herauskommt, konzentriert sich die Kraft vor dem Flaschenhals. Alles wird zusammengepresst, und in dem Moment, in dem der Korken herausspringt, findet Mutation statt. Die im Champagner enthaltene Kohlensäure schäumt auf und sucht sich einen Weg nach draußen. Befreit von der Enge des alten Gefäßes, kann sie sich wieder beruhigen.

Ganz ähnlich funktioniert es bei uns Menschen. Bevor eine Veränderung stattfindet, entsteht Druck, der sich steigert und immer unangenehmer wird. Der Druck baut sich von Woche zu Woche mehr auf, um sich zum richtigen Zeitpunkt zu entladen. Das ist der Zeitpunkt der Mutation, der Punkt, an dem das, was dich unter Druck gesetzt hat, sichtbar wird und im Erkennen an Wucht verliert. Da deine Seele über den Kausalkörper in Verbindung mit deiner Gruppenseele steht, kann auch von dieser Seite Druck aufgebaut werden. Das wird dann der Fall sein, wenn es an der Zeit ist, dass sich eine Veränderung durchsetzt, so dass sich die Gruppenseele weiterentwickeln kann.

Wir kennen den Begriff des Kausalprinzips. Aristoteles formulierte es folgendermaßen: »Alles, was entsteht, entsteht durch etwas, aus etwas und als ein gewisses Etwas.« Beim Kausalprinzip handelt es sich um ein philosophisches Prinzip, wonach jedes Geschehen eine Ursache hat. Unser Kausalkörper ist verbunden mit der uns zugehörigen Gruppenseele und leistet einen Beitrag zu der Entwicklung der Gruppenseele. Alles, was entsteht, entsteht durch etwas, aus etwas und als Ursache von Etwas.

Je »offener« und klarer die Verbindung zum göttlichen Geist oder zur Urquelle ist, desto strahlender und leuchtender wird der Kausalkörper. Die Farben, die sich in diesem feinstofflichen Körper entwickeln können, sind von unglaublicher Strahlkraft und Schönheit. Eine Schönheit, die unser Auge hier auf Erden nicht kennt. Sie ist Ausdruck von reiner Liebe und göttlichem Licht. Ein strahlender Kausalkörper hat einen direkten Einfluss auf die unteren Schichten der feinstofflichen Körper und versorgt diese mit mehr Energie. Wenn Liebe und göttliches Licht in die unteren Körper einfließen, führt das dazu, dass sich die Energien in diesen Körpern klären und die Energie lichter und strahlender wird.

Inspirationen, die von großer Freude, einem friedvollen Gefühl und Glück begleitet sind, können aus unserem Ego (wahren Selbst) kommen und sind vom göttlichen Geist durchdrungen. Das ist aber nicht zu verwechseln mit den Emotionen, die unserem Emotionalkörper entspringen.

Wahre Inspirationen fühlen sich für mich eher kühl an, etwas, was mich völlig durchdringt und das Gefühl schafft, mit allem verbunden zu sein. Ewas, was meinen Körper in völlige Freude und in Glück taucht, leise und sanft. Im Gegensatz zu Emotionen, die sich für mich heiß anfühlen. Wie eine Welle, die kommt und geht und sich eher auf die Mitte meines Körpers konzentriert. Diese Welle kann meine Persönlichkeit für einen Moment überschwemmen und vereinnahmen. Dies ist aber eine persönliche Wahrnehmung und Beobachtung.

Der Kausalkörper ist nicht in der Lage, tiefere Schwingungen des Mental- oder Astralkörpers zum Ausdruck zu bringen. Der Mensch kann sein Ego oder sein Selbst nicht mit den tieferen Schwingungen nähren. Höhere oder lichtere Schwingungen sind immer stärker als negative und transformieren sie. Negative Schwingungen in den unteren Körpern können jedoch die Entwicklung des Kausalkörpers verlangsamen oder behindern.

Viele Menschen sind auf einem Entwicklungsweg. Filme, Literatur und »esoterische« Schulen fördern diesen Prozess, jedoch nicht immer zum Positiven. Spiritualität und absichtslose Liebe sollten nicht als etwas vom Alltag Isoliertes gelebt werden. Es hat wenig damit zu tun, einer Ideologie nachzulaufen. Spiritualität durchzieht dein Leben, deinen innersten Kern. Wachstum und Bewusstseinsentwicklung können nicht bewertet werden, sondern finden Ausdruck durch deine Persönlichkeit, durch dein ganzheitliches Sein und dürfen sich wie ein Wassertropfen ausbreiten und dein Umfeld durchdringen.

Bewusstsein lässt anderen Menschen den Raum, den sie für ihre eigene Entwicklung benötigen, und erkennt, dass jedes Individuum einen anderen Entwicklungsweg geht. Es gibt kein Richtig oder Falsch.

Bewusstsein richtet die Aufmerksamkeit auf die eigene Entwicklung und nicht auf die Entwicklung von anderen. Bewusstseinsentwicklung verbindet, Ideologien trennen und spalten.

Inspiration ist der Impuls, Liebe und Mitgefühl sind der Treibstoff, um deinen Kausalkörper zu entwickeln, so dass sich das Strahlen in diesem feinstofflichen Körper ausbreiten kann, immer größer und farbiger wird und die Verbindung zum Urquell immer stärker, direkter und reiner. Das ist eine Verbindung, die in uns allen angelegt ist und wieder reaktiviert werden kann. Unsere Seele trägt die Erinnerung daran und wird uns auf allen Ebenen unterstützen, um diese Verbindung wieder zu aktivieren.

Negative Emotionen werden durch den Emotionalkörper erzeugt und vom Mentalkörper genährt. Es findet eine ausgeprägte Wechselwirkung statt. Doch sind negative Emotionen vorübergehend und werden innerhalb einer Inkarnation zum Ausdruck gebracht. Viele dieser Emotionen stehen in Zusammenhang mit unserem Karma.

5 | Karma

Viele Menschen kennen den Begriff Karma, denn dieser Begriff ist mittlerweile zu einem Schlagwort geworden. Im Sinne von: Dein Karma wird dich einholen. Doch das Karma ist mehr als Ursache und Wirkung. Das Gesetz vom Karma beruht auf Ursachen, die der Konstitution der Materie selbst innewohnen und mit gegenseitiger Einwirkung und Beeinflussung atomarer Einheiten zusammenhängen. Egal um welche Art von Atom es sich handelt, sei es menschliche, feinstoffliche oder solare Substanz. Substanz reagiert auf verschiedene Arten. Unsere Emotionen verändern die Substanz und dadurch die Qualität von Materie. Unsere Gedanken beeinflussen unsere Emotionen und somit auch die Materie. Diese wiederum beeinflusst unsere Körper. Wir stehen mit unseren Körpern in einer Wechselwirkung mit allem, was ist.

Unsere Gedanken erzeugen Elementale, welche die Energie um uns herum verändern. Es werden fördernde Energien freigesetzt, aber genauso werden Missschöpfungen erzeugt. Sicher hast du auch schon bemerkt, wie angenehm es ist, sich mit Menschen zu umgeben, die eine positive, freudvolle Energie um sich herum verbreiten. Im Gegensatz dazu sind Menschen mit einer pessimistischen oder negativen Haltung unangenehm. Das Umfeld ist ein Spiegel deines Selbst. Das hat wenig mit Luxus und Reichtum zu tun, sondern mehr mit dem, was in deinem Umfeld spürbar ist.

Unser Karma wird durch verschiedene Inkarnationen geprägt. Es ist das, was der Mensch im Laufe der Zeit bis zum gegenwärtigen Augenblick erschaffen, fortgeführt, gutgeheißen, unterlassen oder recht getan hat. (Bailey, 1971)

Wir sind ein körperliches, geistiges, mentales und spirituelles Produkt unserer vorangegangenen Inkarnationen. Lernen wir, die Verantwortung dafür zu übernehmen, dass wir das, was wir sind, selbst erschaffen haben. Es gibt keine Schuldigen, es gibt keine Ungerechtigkeit. Es gibt nur Ausgleich. Auch wenn das mit unserem menschlichen Denken schwer zu verstehen ist, weil die Erinnerungen an vorangegangene Leben für die meisten nicht abrufbar sind.

Nur wenn wir uns der eigenen Schatten und Dunkelheit bewusst sind, können wir wieder das eigene Licht erkennen und erstrahlen lassen. Doch dieses Bewusstsein erfordert die Akzeptanz der eigenen menschlichen Schwächen, ohne diese zu bewerten oder gar zu verherrlichen. Dazu braucht es immer wieder eine Neubetrachtung unseres Seins aus der Distanz heraus. Man muss einen Schritt zurücktreten, um zu sehen, was ist.

So wie wir das Wesen der göttlichen Urquelle nicht erfassen können, so ist es auch mit den Begriffen Schicksal und Karma. Zu Beginn der Schöpfungsgeschichte war der Mensch direkt mit der göttlichen Urquelle verbunden. Die Menschen waren feinstofflich und androgyn, jedoch im Einklang mit dem göttlichen Licht.

Die erste Menschheit bestand aus reinen Energiewesen, verbunden mit der göttlichen Quelle, ohne Polarität und Geschlechtlichkeit. Im Laufe der Entwicklung der Menschheit begannen die Menschen, ihren eigenen Willen zu entwickeln und entfernten sich immer mehr vom göttlichen Licht der Urquelle. Mit zunehmender Entfernung von der göttlichen Quelle verdichtete sich die Energie ihrer Körper, doch waren sie immer noch androgyne Wesen ohne Geschlecht. Auch diese noch sehr feinstofflichen »Geistwesen« entwickelten sich in ihrer Individualität und entfernten sich immer weiter von der göttlichen Quelle. Die Energien wurden dichter, bis daraus ein grobstofflicher Körper wurde. Das war die Geburt der dritten Menschheit. (Helena Petrovna Blavatsky, 2003)

Es gab jetzt Mann und Frau als zwei unterschiedliche Individuen und damit die Entwicklung der Geschlechtlichkeit und die Geschlechtertrennung. Eine Trennung, die sich bis zur jetzigen Menschheit etabliert hat. Interessant ist, dass sich in der heutigen Zeit immer mehr Menschen androgyn (geschlechtsneutral) fühlen. Ich gehe davon aus, dass die Entwicklung wieder zurück zur Urquelle und zur Feinstofflichkeit gehen wird. Vielleicht werden wir wieder zu körperlosen feinstofflichen Wesen, die mit dem göttlichen Licht der Urquelle in direkter Verbindung stehen.

Mit der Polarität oder Dualität, aber auch durch die immer größer werdende Distanz zur Urquelle, verloren die Menschen den Zugang zur göttlichen Energie und damit den Zugang zu der Energie, die sie nährte. Überlebensängste, aber auch Begierden verdrängten mehr und mehr das göttliche Bewusstsein. Der Verlust des direkten Zugangs zur göttlichen Quelle verursachte sehr viel Leid und Schmerzen. (Manuela Oetinger, 2004)

Je deutlicher die Trennung, desto größer die Distanz zur göttlichen Urquelle und damit zur Energienahrung. Die feinstofflichen Felder der Menschen wurden dichter. Ängste, aber auch Begierden, Hass und Missgunst, ließen den Astralkörper immer trüber werden. Blockierungen setzten sich fest, und die Verbindung zur Urquelle ging fast gänzlich verloren. Die menschliche Entwicklung entfernte sich immer mehr vom Licht und dem Zugang zur Urquelle. Da jedes Individuum mit seinem eigenen Astralkörper in einer Wechselwirkung mit dem kollektiven Feld ist, prägt jedes Individuum die Energie mit. Jeder ist ein Teil des kollektiven Feldes und prägt es. Gerade deshalb ist es so wichtig, das eigene Energiefeld zu klären. Es ist dein Beitrag, für dich als Individuum, aber auch für das kollektive Astralfeld, für das kollektive Bewusstseinsfeld. Die Klärung fängt immer bei dir selbst an.

Im Laufe verschiedener Inkarnationen hast du in verschiedensten Situationen Entscheidungen getroffen, die ausschließlich zu deinem eigenen Nutzen und Vorteil waren. Vielleicht warst du Täter und hast andere übervorteilt. Dann gab es Inkarnationen, da warst du das Opfer. Du wirst die verschiedensten Erfahrungen gemacht haben und hast durch »unrechtes« Handeln ein Ungleichgewicht im energetischen Gefüge geschaffen. Durch negatives Denken hast du Missschöpfungen erzeugt und diese über verschiedene Inkarnationen genährt und mächtig gemacht. Je stärker sich der Verstand entwickelte, desto intensiver wurden diese Missschöpfungen genährt.

Die Menschen haben sich von der Gier, von ihren Wünschen bestimmen lassen und es zugelassen, dass diese die Liebe immer mehr verdrängt haben. Entscheidungen wurden und werden nicht mehr auf der Basis von Liebe und zum Wohle der Menschen getroffen, sondern auf der Basis von Profit und der Gier nach mehr. Dieses Streben hat immer neue Ursachen für ein Ungleichgewicht geschaffen und die feinstofflichen Felder immer dichter und trüber werden lassen. Entscheidungen werden zugunsten der Wirtschaft getroffen und nicht für den Menschen. Immer mehr Menschen werden krank an Leib und Seele. Sie vereinsamen, und schließlich verkümmert ihre Seele.

Doch der innigste Wunsch der Seele ist es, mit dem göttlichen Licht der Urquelle in direkter Verbindung zu sein und von diesem Licht genährt zu werden. Diese göttliche Liebe zu spüren, eine Liebe, die absichtslos ist und alle Lebewesen und die Natur gleich beschenkt. Damit das möglich wird, muss dieses Ungleichgewicht wieder in Balance gebracht werden. Wir Menschen sind jetzt, gleichzeitig mit der Entwicklung unseres Planeten Erde, einer lichteren Energie oder einer höheren Schwingung ausgesetzt, die es uns und unserem Planeten Erde ermöglicht, das Bewusstsein zu entwickeln und damit die Schwingung der Menschheit, aber auch des Planeten, anzuheben, so dass die Energien wieder lichter werden.

Damit dies möglich ist, ist ein Verständnis für die karmischen Zusammenhänge und die dadurch entstehende Selbstverantwortung unerlässlich. Was ist damit gemeint? Ich erkenne an, Schöpfer meines eigenen Lebens, aber auch meines eigenen Leidens zu sein. Es ist nicht der »andere« oder die Umstände, die »schuld« sind. Es ist eine von der Seele bewusst getroffene Abmachung, jetzt in dieser Inkarnation bestimmte Themen und Ungleichgewichte aufzulösen, meine selbst erschaffenen Missschöpfungen anzunehmen, diese zu mir zurückzurufen und aufzulösen. Mir bewusst zu werden, wie oft ich negativ über mich selbst, aber auch über andere denke.

Vielleicht stellst du dir Situationen ähnlich wie bei einem wunderbar arrangierten Buffet vor. Bevor du inkarnierst, hast du die Möglichkeit auszusuchen, welche Erfahrungen du gerne für dich, aber auch für die ganze Seelengruppe machen möchtest. Welche deiner erschaffenen Kreationen, die einer niedrigen Schwingung entsprechen, du in diesem Leben auflösen möchtest. Deine Seele steht nun vor diesem appetitanregenden Buffet, und du füllst dir deinen Teller Stück um Stück. Vielleicht kennst du das? Die Augen waren um einiges größer als dein Magen, und du bekommst Magenschmerzen, weil du dir zu viel auf den Teller geladen hast. Manchmal stößt du im Laufe deines Lebens also an deine Grenzen in der Bearbeitung derjenigen Ursachen, die du in verschiedenen Inkarnationen erschaffen hast. Du spürst die Wirkung, indem du mit Schmerz und Leid konfrontiert wirst. In diesem Moment magst du dich fragen: »Warum gerade ich?«

Doch es gibt auch die andere Seite. Du bekommst Hilfe von Menschen in deinem Umfeld, du wirst genau dann unterstützt, wenn du es brauchst. Wir erwarten gerne von anderen Menschen, dass sie von selbst merken, wenn man Hilfe benötigt. Nein, andere Menschen sind nicht nur mit dir beschäftigt. Doch die meisten sind gerne bereit, dich zu unterstützen, wenn sie um Hilfe gebeten werden und es in ihren Möglichkeiten liegt.

Deine Seele hat sich vor deiner Inkarnation die optimalen Möglichkeiten und Umstände ausgesucht. Die passenden Eltern, all das, was du in deinem Umfeld brauchst, um wachsen zu können, damit sich dein Bewusstsein, und damit deine Seele, als Teil einer Gruppenseele entwickeln kann und die Verbindung zum Licht und zu deiner Urquelle stärker wird. Doch manchmal sind die Umstände erschwert. Vielleicht hast du in deinen vergangenen Inkarnationen Versprechungen oder Gelübde abgelegt, entstanden aus der Angst, der Angst etwas oder jemanden zu verlieren. Oder aus Angst vor dem Sterben. Eine tief verwurzelte Angst, die sich in den verschiedensten Facetten zeigt. Es gibt auch Glaubenssätze und Selbstsabotage-Programme, die dein Leben unnötigerweise komplizieren. Es ist nicht alles Karma, was du in deinem jetzigen Leben an Erfahrungen und Wachstumsmöglichkeiten zur Auswahl bekommen hast. Es gibt auch einiges, was du in diesem Leben neu erschaffen hast.

Wenn du lernst, deine innere Geisteshaltung zu sogenannten »negativen Erfahrungen« zu verändern, können diese schneller integriert werden. Die Geisteshaltung zu verändern, heißt, die Perspektive in Bezug zu etwas zu verändern und die Verantwortung dafür zu übernehmen. Es ist enorm wichtig, eine andere Perspektive einnehmen zu können, denn erst diese kann deinen Geist für etwas Neues öffnen.

Wenn du dein Herz für Liebe öffnest, erhöhst du dadurch die Energie deines eigenen Energiefeldes und festigst die Verbindung zum göttlichen Licht der Urquelle. Deine Seele weiß, dass sie unterstützt wird, wenn sie um Hilfe fragt. Lerne zu akzeptieren, was dir »widerfährt«, und lerne, um Hilfe und Beistand zu bitten. Vertraue darauf, dass du die Unterstützung erhalten wirst, die dich in deiner Entwicklung weiterbringt. Nicht die Hilfe, die dein Verstand sich ausgedacht und gerne hätte, sondern die Hilfe, die deine Seele nährt und sie in ihrer Entwicklung fördert. Der bewusste Impuls an deine »Helfer« ist nötig. Etwas zu erbitten, hat nichts mit Schwäche zu tun. Im Gegenteil, es ist eine Stärke, zu akzeptieren, dass du nicht weißt, was für dich das Beste ist, und im Vertrauen zu leben, dass das Beste auf dich zukommt.

Ich weiß, das liest sich so einfach. Ich habe diese Erfahrung schon mehrmals durchlebt, und es war nicht immer einfach. Ich habe oft mit meinem Schicksal gehadert, geschimpft und geflucht. Doch ich habe gelernt, mein menschliches Sein mit Mitgefühl zu betrachten, ohne dabei in Selbstmitleid zu verfallen. In der Reflexion hat alles seinen Sinn – und am Ende ergab es sich immer zu meinem Besten. In die Eigenverantwortung zu gehen, ist eine schwierige Lektion für uns Erdenbewohner. Also sei nicht so streng mit dir selbst, wenn es nicht sofort gelingt. Es ist wie bei vielem: Übung bringt die Meisterschaft! Doch es lohnt sich auf jeden Fall, denn es bringt dich näher zu dir und zu deinem Herzen.

6 | Konditionierungen

Die Substanz des Astralkörpers bewegt sich sehr schnell und steht in einer Wechselwirkung mit dem Mentalkörper und mit der Astralsubstanz von Pflanzen, Tieren und anderen Menschen. Dein eigener Astralkörper verändert sich, je nachdem, was sich in deinem Umfeld befindet. All das beeinflusst deinen eigenen Astralkörper.

Einfacher ausgedrückt, ist es so, dass du mit deinem Astralkörper die gleiche Energie anziehst, die in deinem feinstofflichen Feld schwingt. Das heißt, dein Umfeld spiegelt die Energien, die du in deinem Astralkörper aufweist. Zum Zeitpunkt deiner Inkarnation entsprachen deine feinstofflichen Körper der Vorlage und den Entsprechungen, die vor deiner Inkarnation festgelegt worden sind. Enthalten waren die Informationen deines Karmas, was jetzt in diesem Leben gelöst werden möchte, aber auch deine Qualitäten und Potenziale.

Um eine optimale Grundlage für deinen Ausgangspunkt zu schaffen, wurdest du in der für dich richtigen Familie am richtigen Ort und mit den für dich richtigen Ahnenbelastungen aus früheren Generationen geboren. Alles war wunderbar arrangiert, verwoben und verbunden in Zusammenarbeit mit deiner Seele. Also war alles bestens, gäbe es da nicht noch einen kleinen Haken. Zum Zeitpunkt deiner Geburt gibt es verschiedene Unbekannte. Menschen entwickeln und verändern sich, die einen in eine positive Richtung, die anderen eher in eine negative – und das immer aus der Betrachtung des Menschseins.

Die göttliche Energie macht keinen Unterschied zwischen positiv und negativ, denn beides ist »gleich gültig«.

Die Veränderungen von Menschen in deinem Umfeld stehen in einer Wechselwirkung mit deinem feinstofflichen Feld. Das heißt, du wirst von den Menschen in deinem Umfeld konditioniert und geprägt. Wirkt dein Umfeld nährend, aufbauend und stärkend, wirst du ein wunderbares Selbstwertgefühl entwickeln können. Wirst du in deinem Umfeld geschwächt und abgewertet, spürst du als Erwachsener deine Unsicherheiten, vielleicht sogar Ängste und ein fehlendes Selbstwertgefühl. Doch es geht nicht darum, deinem Umfeld die Schuld für dein mangelndes Selbstwertgefühl zu geben, sondern dieses Gefühl in dir selbst zu entwickeln. Vielleicht ist das ein Teil dessen, was du in dieser Inkarnation lernen darfst.

Die Menschen, die sich in deinem näheren Umfeld befinden, prägen also deine Persönlichkeit maßgeblich mit. Sie prägen dein Verhalten in bestimmten Situationen. Sie prägen die Art und Weise, wie du mit Konflikten umgehst. Sie legen eine Grundlage dafür, wie du dich in Beziehungen verhältst. Dein Umfeld konditioniert dein Verhalten ab dem Zeitpunkt deiner Inkarnation. Die stärkste Konditionierung erfahren wir meistens von unseren Eltern, durch unsere Partnerschaften und an unseren Arbeitsstätten; denn das sind die Menschen, mit denen wir die intensivste Wechselwirkung eingehen. Diese Prägungen bilden die Basis für unser Verhalten in verschiedenen Situationen.

Jedes Verhalten wird durch neuronale Verbindungen festgelegt. Jede Wiederholung stärkt diese neuronale Verbindung. Das ist unter anderem ein Grund, weshalb es schwierig ist, aus bestimmten Gewohnheiten oder Suchtthemen auszusteigen. Sucht entsteht durch die Konditionierung eines bestimmten Stoffes und den damit verbundenen Gefühlen.

Stelle sie dir vor als dicke, breite Spuren, tief eingegraben in unserem Hirn. Am Anfang war da nur ein kleiner Weg, und je öfter dieser benutzt wird, desto breiter wird er, bis dieser Pfad zu einer Autobahn geworden ist. Das heißt, die Verbindungen zwischen den neuronalen Synapsen reagieren immer schneller. So werden Gewohnheiten, Verhaltensweisen, aber auch Suchtverhalten geprägt, regelrecht eingraviert.

Auch deine örtliche Umgebung kann dich konditionieren. Bist du an einem kleinen, beschaulichen Ort mit wenigen Einwohnern aufgewachsen, wirst du dich unter Menschen anders verhalten, als wenn du in einer Stadt aufgewachsen bist, wo Menschen dicht an dicht wohnen. Es geht nicht um eine Bewertung von etwas, sondern nur um das Bewusstmachen, was Menschen im Verhalten prägt und was es für Unterschiede schafft.

Auf dem Land hast du miterleben können, wie sich Natur entwickelt. Wie aufwendig es ist, dass unsere Nahrung wächst und gedeiht. Das Leben in der Stadt ist vielleicht eher eine Überforderung an Geräuschen. Du erlebst die ganze Hektik und die vielen Menschen, die um dich herum sind. Als »Landei« hast du keine Ahnung mehr, wie der Ticketautomat funktioniert, einfach weil du dein Ticket noch beim Busfahrer lösen kannst. Vielleicht fühlst du dich zwischen all den Menschen unsicher, wenn du in die Stadt gehst. Dein feinstoffliches Energiefeld muss sich auf völlig andere Energien einstellen. Oder du bist von all den Eindrücken überreizt und überfordert.

Genauso kannst du als Städter auf dem Land verunsichert sein, weil die Konditionierung von den vielen Menschen wegfällt und du anfängst, dein eigenes Energiefeld zu spüren. Das kann im ersten Moment genauso eine Überforderung sein, weil du seit deiner Geburt gewohnt bist, von vielen unterschiedlichen Energien anderer Menschen umgeben zu sein.

Menschen, die in einem engen Tal wohnen, sind oft engstirniger und sturer als Menschen, die in die Weite sehen. Vielleicht ist es für deine Seele besser, am Wasser zu leben. Oder du möchtest gerne in den Bergen leben. Es spielt keine Rolle, wo das ist. Vor allem soll es keine Bewertung im Sinne von besser oder schlechter sein. Es soll der Ort sein, der dich und deine Seele stärkt und nährt, egal wo das ist. Auch das ist Konditionierung. Stelle dir vor, du lebst an einem Ort, an dem du dich nicht wohlfühlst und die Menschen um dich herum dich nerven. Es ist selbstredend, dass du dich an diesem Ort nicht optimal entfalten kannst.

Auch können die karmischen Lektionen härter und leidvoller ausfallen, wenn du in erschwerten Situationen lebst. Vielleicht hast du nicht auf deine innere Stimme gehört und veränderst nichts an deiner Situation, obwohl du weißt, dass es bessere Orte für dich geben würde. Du selbst hast mitbestimmt, welche karmischen Lektionen du in diesem Leben aufarbeiten möchtest. Wenn du lernst, auf deine innere Stimme zu hören und auf deinen Körper zu achten, dann wirst du die für dich optimalen Bedingungen antreffen, die deine Entwicklung fördern. Den Weg zu gehen, den du in deinem Inneren spüren kannst, braucht Mut und die Entschlossenheit, sich aus der eigenen Komfortzone zu bewegen, etwas zu verändern und die eigenen Ängste zu überwinden. Aber genau deshalb sind wir hier und heute inkarniert: Uns unseren Ängsten zu stellen, damit wir lernen, diese zu akzeptieren und zu integrieren.

Auch Nahrung kann dich konditionieren. Leider ist vielerorts die Nahrung geprägt von Pestiziden, genetischer Veränderung und vielem mehr. Das künstlich provozierte Wachstum durch Dünger führt dazu, dass Pflanzen keinen natürlichen Reifeprozess mehr durchlaufen. Gerade deshalb enthalten sie nur noch einen Bruchteil an Vitaminen und Nährstoffen. Immer mehr Nahrung wird künstlich haltbarer gemacht. Wir haben immer weniger Zeit, um mit frischen Lebensmitteln zu kochen. Biogemüse ist teuer und oft auch nicht so biologisch, wie es sein sollte. All das konditioniert deinen Körper. Die Zellen werden nicht mehr richtig genährt, sondern regelrecht vergiftet. Dazu kommt noch die Luft- und Wasserverschmutzung. Das Fleisch ist voller Adrenalin durch die Qual der Tiere bei der Haltung und der Tötung. Es strotzt vor Medikamenten, die den Futtermitteln beigemischt sind, um die Massentierhaltung zu ermöglichen. All dies macht uns nach und nach krank an Körper und Geist.

Hier geht es darum, ein Bewusstsein zu entwickeln, was Konditionierung durch Nahrung und Umgebung mit dir macht. Vielleicht kaufst du bewusster ein und nimmst dir mehr Zeit, frisch zu kochen; oder du reduzierst deinen Fleischkonsum und bist dankbar für die Nahrung, die du bekommst. Öffne deinen Geist und das Bewusstsein dafür, was um dich herum ist, aber auch für das, was du zu dir nimmst und was deinen Körper, deine feinstofflichen Körper und deinen Geist mitprägt. Vielleicht lernst du, deine Nahrung zu segnen, dankbar dafür zu sein, was dir die Erde schenkt. Dankbar dafür zu sein, dass ein Tier für deine Nahrung sein Leben gelassen hast. Das kann deine Nahrung verändern. Deine geistige Grundhaltung ist außerordentlich wichtig bei allem, was du denkst, wie du handelst und was du aussprichst.

Als Kind wurdest du von dem, was deine Eltern für dich ausgesucht haben, konditioniert. Sei es deine Umgebung, deine Nahrung oder andere Menschen. Später waren es vielleicht noch deine Geschwister, Lehrer oder Ausbilder. Doch irgendwann bist du erwachsen und darfst selbst entscheiden, von was und wem du dich konditionieren lässt.

Dein feinstoffliches Feld steht immer im Austausch mit allem und allen. Es ragt weit über deinen Körper hinaus. Auch im Abstand von zwei bis drei Metern bist du immer noch im feinstofflichen Feld von anderen Menschen. Du stehst in einer Schlange vor der Kasse, am Ende der Schlange stellt sich ein anderer Mensch an – und plötzlich fühlst du dich unwohl. Du hast keine Ahnung, denn kurz vorher war alles noch in Ordnung und du hast dich wohl gefühlt. Das Erste, was die meisten in einem solchen Moment machen, ist, dass sie sich fragen, was jetzt plötzlich mit ihnen los ist. Sie spüren in sich hinein und finden keine Antwort, denn vorher war ja noch alles bestens. Doch vielleicht ist etwas im feinstofflichen Feld jenes Menschen, der hinter dir in der Schlange steht und dich damit konditioniert. Du hast nun die Möglichkeit, Abstand zu schaffen und dich körperlich zu entfernen.

Heute bin ich so weit, dass ich aus der Schlange austrete und mich an einem anderen Ort anstelle, weil ich keine Lust habe, mich von etwas konditionieren zu lassen, was meinen Organismus stört und sich in meinem Körper als Unwohlsein manifestiert. Ja, ich weiß, es hat auch mit mir zu tun, doch ich bestimme, ob ich mich jetzt mit dieser Situation befassen will oder erst zu einem späteren Zeitpunkt.

Wenn wir nur fühlen und nicht denken würden, hätten wir eine völlig andere Welt. Wir würden auf das Fühlen reagieren und uns einen Platz in der Schlange suchen, der sich besser anfühlt. Das Denken führt dazu, dass ich eine Situation bewerte und mit erlernten Wertvorstellungen vermische. Im Sinne von: »Ich kann doch jetzt nicht einfach den Platz wechseln, damit blamiere ich mich! Alle schauen mich jetzt an und fragen sich, warum ich jetzt den Platz in der Schlange verlasse.« Diese Art und Weise des Denkens verunsichert, und du wirst beim nächsten Mal deinen Platz nicht mehr wechseln, weil du dich dieser Unsicherheit nicht aussetzen willst. Also nimmst du lieber ein Unwohlsein in Kauf, als für dich einzustehen. Darum bleibst du lieber stehen und hältst die Situation aus. Natürlich gibt es Situationen, wo es wichtig sein kann, eine Situation auszuhalten. Das gilt aber nicht in einer Situation wie der geschilderten, denn vermutlich kennst du die Leute in der Schlange nicht einmal. Also weshalb etwas aushalten, was deinem Körper schadet, wenn es so einfach zu lösen ist? Wenn ich den Platz wechsle, geht es meinem Körper sofort besser, und ich fühle mich wohler. Je länger ich hier stehen bleibe, desto größer ist die Konditionierung und desto schwerer fällt es mir, für mich und mein feinstoffliches Feld zu sorgen. Wenn ich stehenbleibe, weil ich nicht auffallen möchte, und mich deshalb gegen mein Wohlbefinden entscheide, dann habe ich auf der Basis von Konditionierung und Prägung entschieden und nicht aus mir heraus. Die Angst, schief angeschaut zu werden, ist wichtiger als das eigene Wohlbefinden. Dieses Verhalten wird oft in der Kindheit geprägt. Was denken wohl die Nachbarn, wenn du dich so »egoistisch« verhältst. Warum nur sind so viele Menschen verunsichert und beurteilen sich in einer negativen Art und Weise? Negative Gedanken sind oft stärker spürbar als positive.

An diesem einfachen Beispiel vom In-der-Schlange-Stehen wird sichtbar, wie schnell wir uns anpassen und wie wenig wir bereit sind, eine Entscheidung zu treffen, die für uns, für das eigene Selbst, förderlich ist.

Eine Konditionierung besteht aus einer unbewussten Reaktion und wird durch das Auslösen eines Reizes in eine bestimmte Richtung geführt. In diesem Beispiel ist die Belohnung, dass ich Teil dieser Gruppe bleibe, wenn ich mich anpasse und unauffällig verhalte. Wenn nicht, werde ich aus dieser Gruppe ausgestoßen und muss aushalten, dass andere schlecht von mir denken. Das ist eine Folge von frühkindlicher Prägung, sich gemäß den Familienvorgaben zu verhalten, egal ob diese deinem Selbst entsprechen oder nicht.

Wir leben in einer homogenisierten Welt mit traditionellen Werten. Wenn wir diese traditionellen Werte verletzen, nehmen wir unter Umständen in Kauf, aus unserem Stamm ausgestoßen zu werden, weil wir uns nicht konform verhalten. Es wird mit dem Finger auf diese

Menschen gezeigt: Entweder du bist für unsere Werte oder dagegen. Ob das wirklich passiert oder nicht, wissen wir nicht, doch wir haben Angst davor.

Doch wer sagt uns, was konform ist und was nicht. Was sich einstellt, ist eine große Spaltung zwischen den Menschen, etwas, was wir in der heutigen Zeit immer deutlicher wahrnehmen können. Was für dich konform ist, können nur du und dein Körper wissen. Alles, was du darüber denkst, hat wenig mit deinem Körper zu tun, weil es eine Situation oder ein Verhalten bewertet und abwägt.

Starke Konditionierung findet heute über alle Formen von Medien statt durch ausgeklügelte Algorithmen, welche dazu führen, dass du nur noch die Informationen zu sehen bekommst, die der angeblichen eigenen Meinung/Mentalität entsprechen. Alle anderen Informationen wirst du nur finden, wenn du konkret danach suchst. Wir stecken in einer sogenannten Informationsblase, welche die eigene Meinung bestärkt. Eine Weiterentwicklung wird behindert, weil die eigene Meinung nicht mehr hinterfragt wird. Eine schleichende Entwicklung, die zu Spaltungen innerhalb der Gesellschaft führt und ein Nährboden für Extremismus ist.

»Ich denke, also bin ich!« (Descartes) Und das heißt dann auch: »Ich bin das, was ich denke, genau das bin ich!« Oder noch genauer: »Ich bin das, was ich von mir denke, was ich bin!« Ich glaube, das ist gerade etwas verwirrend. »Ich bin, was ich von mir denke, dass ich bin?!« Das würde bedeuten, dass ich durch mein Denken beeinflussen kann, was ich bin.

Genau betrachtet, ist das auf der einen Seite gut, aber auf der anderen richtig übel. Wenn ich in irgendeiner Art etwas Schlechtes von mir denke, dann bin ich schlecht. Alles, was ich denke, hätte direkte Konsequenzen. Dazu kommt, dass ich selbst dafür verantwortlich wäre.

Vielleicht macht es Sinn, dem Denken hier etwas mehr Aufmerksamkeit zu schenken.

Wenn du aufmerksam und wachsam gegenüber deinen eigenen Gedanken bist, wirst du merken, wie schwierig es ist, deine Gedanken zu steuern. Lerne, deine eigenen Gedanken zu beobachten. Die Art und Weise, wie du über dich selbst denkst, spielt eine große Rolle; denn das, was du denkst, sendet dein Energiefeld aus und schafft Resonanzen dazu. Resonanzen ziehen die gleichen Energien an wie die, die du aussendest. Das heißt, wenn du etwas Negatives aussendest, ziehst du auch etwas Negatives an. Wie sagt man so schön? Gleich und Gleich gesellt sich gern! Sprichwörter haben meistens einen wahren Kern.

Stelle dir einmal vor, du siehst dich in deinen Gedanken als Versager. Das ist dann so, als würdest du in deinem Energiefeld eine große Tafel hochhalten, auf der geschrieben steht: »Hier bin ich, und ich weiß, ich werde versagen, bei dem, was ich mache.« Also wirst du genau diese Energien anziehen, weil du sie ausgesendet hast. Sich bewusst werden, was Resonanzen im eigenen Energiefeld bedeuten, ist ein schwieriges, aber sehr wichtiges Thema; denn solche Tafeln gibt es eine ganze Menge in deinem Energiefeld, und alle sind verknüpft mit unterschiedlichsten Erfahrungen, die du in deinen verschiedenen Inkarnationen gemacht hast.

Manchmal denke ich, es wäre besser, sich weniger Gedanken zu machen? »Würde das Leben dadurch einfacher sein?«, frage ich mich. Aber das sagt sich so schnell. Ich merke, es gibt Tage, da ist mein Verstand dominant und blockiert mich. Dann gibt es Tage, da sind meine Gedanken im Hintergrund. Ich kann mich auf das konzentrieren, was ich möchte; und ich fühle mich im Fluss des Lebens.

»Warum bin ich so empfindsam geworden? Und warum geht es mir mit bestimmten Menschen schlecht und bei anderen fühle ich mich wohl? Dann gibt es Zeiten, da habe ich das Gefühl, als ob meine Haut dünner geworden sei. Und manchmal kann ich fühlen, was andere denken. Was ich schwer ertragen kann, ist, wenn die Menschen etwas sagen, aber etwas ganz anderes dabei denken oder meinen. Da fühle ich eine Störenergie, die dazwischen steht. Warum ist das so? Oder anders gefragt: Was läuft da konkret ab?«

Jeder Mensch hat ein Energiefeld, und dieses Energiefeld besteht aus verschiedenen Komponenten. Es gibt so vieles, was im Energiefeld des Menschen enthalten ist, weil einfach alles enthalten ist, was diesen Menschen ausmacht: Seine Potenziale, seine Verbindungen zu vergangenen Leben, zum Ahnenfeld und zur Natur. All das und vieles mehr ist in seinem Energiefeld enthalten. Es ist ein Abbild des Menschen.

Die Energie im Universum bleibt immer bestehen, nur die Qualität verändert sich. Das Universum ist wie ein großer Ozean an Informationen, Emotionen und Gedanken. Manchmal hast du eine Resonanz dazu und manchmal nicht, doch verschwinden wird sie nicht. Energie kann sich transformieren; aus blockierter Energie kann erlöste Energie werden. Doch es wird immer Energie bleiben.

Erst im Laufe des Lebens habe ich den Ausspruch meines Vaters, den er immer wieder kundtat, verstanden:

»Die Summe aller Summen bleibt sich gleich.«

Das heißt, es gibt ein Ganzes, und dieses Ganze hat immer die gleiche Masse. Es ist nur die Art und Weise oder die Qualität, die sich verändert. Die Energie ist immer vorhanden, doch die Energie kann sich in der Qualität verändern. Die Quantität jedoch bleibt gleich. Hochverdichtete Energie ist kompakter und wirkt schwerer. Vielleicht zieht sie sich zusammen und wirkt dadurch kleiner. Hochschwingende Energie wirkt lichter und leichter und dehnt sich aus. Das ist Physik.

Menschen absorbieren im Laufe der Jahre viele Energien in ihrem Energiefeld. Darunter befinden sich Energien, die gestört oder inkohärent sind, weil sie nicht zum eigenen Energiefeld gehören. Stell dir vor, deine Energie, dein ganzes Sein wird von einer individuellen Art und Weise bestimmt. Das ist deine individuelle Zusammensetzung von Energie. Wenn du nur aus dieser Energie bestehst, dann fühlst du dich wohl. Du bist ausgeglichen und bist im Fluss mit deinem Leben. In diesen Momenten fühlst du dich zentriert und mit dir selbst verbunden. Das sind Momente, in denen du das Leben als leicht und angenehm empfindest.

Doch das ist nicht immer so. Bereits als du geboren wurdest, bist du vom Energiefeld deiner Eltern und eventuell bereits vorhandener Geschwister durchdrungen und geprägt worden. All diese Energien fließen in dein Energiefeld ein, mit dem Unterschied, dass es nicht deine Energie ist. Vielleicht passt diese Energie nicht zu dir. Doch als Kind merkst du das nicht. Auch kannst du einfließende Fremdenergie nicht von deiner eigenen unterscheiden. Energie, die mit dir übereinstimmt oder sich harmonisch verbindet, empfindest du als angenehm. Energien, die nicht zu dir passen, als disharmonisch.

Nun kannst du dir sicher vorstellen, dass sich im Laufe des Lebens so einiges an unterschiedlichen Energien in deinem Körper angesammelt hat. Je mehr davon nicht zu dir passt, desto weniger bist du im Fluss deines Lebens. Es gibt immer mehr Störfelder, die dein Energiefeld beeinflussen. Es ist gerade so, als ob dir dein Mantel nicht mehr passen würde. Und das fühlt sich unangenehm an. All das passiert meistens unbemerkt, schleicht sich leise in dein Feld und prägt dich unbewusst, weil es einfach geschieht. Als Kind bist du dem ausgesetzt, weil deine Eltern für dich sorgen. Schließlich bist du auch noch nicht in der Lage, für dich selbst zu sorgen. Ist die Energie nährend, wohlwollend und aufbauend, und vor allem, ist sie deiner Energie ähnlich, dann füllst du dein Energiefeld mit einer Kraft, die dich stärken kann.

Ist die Energie abwertend und wenig nährend – und mit nährend ist nicht die Nahrung allein gemeint, sondern etwas, was nährt. Das ist etwas Ganzheitliches, was dich tief in deiner Seele, in deinem Sein nährt – wenn nicht, dann schwächt es dein Energiefeld, und du lernst schon als Kind, dass du dich mit wenig zufriedengeben sollst.

Vielleicht gibt es noch Geschwister, die alle auch genährt werden wollen. Gerade in Situationen mit vielen Kindern haben die Eltern gar nicht die Kapazität, alle ihre Kinder zu nähren. Also befindet sich dein Energiefeld, und somit auch du selbst, in einem permanenten Mangelzustand. Daraus entsteht ein Konkurrenzverhalten. Jede Seele, selbstverständlich auch jedes Kind, möchte genährt werden. Somit ist jedes nachfolgende Kind eine ernstzunehmende Konkurrenz. Das heißt nicht, dass Einzelkinder größere Chancen haben als Kinder von kinderreichen Familien. Übergewicht kann aber eine Folge dieses Mangelzustandes sein.

Dir fehlt das Selbstvertrauen. Du bist dir deiner selbst nicht sicher. Mit der Zeit fehlt dir auch die Freude, der Spaß am Leben, und du empfindest das Leben als schwer und freudlos. Viele Menschen kompensieren das, indem sie nach Materie streben, um die Leere in ihrem Inneren zu füllen, und merken nicht, dass sie diese Leere nie mit Materie auffüllen können.

Bereits als kleines Kind bist du Konditionierungen ausgesetzt und identifizierst dich mit dem Energiefeld deiner Eltern, dem deiner Geschwister, deiner Lehrer, deiner Nachbarn oder wer auch immer sich in deinem näheren Umfeld aufhält. Du machst diese Energien zu deinen eigenen und veränderst nach und nach dein Energiefeld. Früh lernst du, das, was du wahrnimmst, zu beurteilen. Hier bekommst du Unterstützung von deinem Verstand, was dich immer mehr von deinem Selbst wegbringt.

Als Kind hörst du am Tonfall deiner Mutter, ob die Welt für dich sicher ist oder nicht. Jedes Kind lernt schnell, diese biochemische Energie von Stress, aber auch von Vergnügen wahrzunehmen. Sie dringt in dein Energiefeld ein, und du absorbierst sie so, dass du sie nicht mehr von deinen eigenen Energien unterscheiden kannst. Dein Verstand beurteilt, was du wahrnimmst. So fühlt sich das eine gut an, dein Körper erfährt Wohlbehagen; das andere eher schlecht, und du fühlst dich unwohl in deiner Haut.

Als Kind bist du nicht in der Lage zu unterscheiden, was zu dir gehört und was nicht. Vielleicht merkst du, dass es Menschen gibt, bei denen du dich nicht wohl gefühlt hast und bei denen du nicht sein wolltest. Ein Kleinkind beginnt zu weinen oder es »fremdelt«, wie man im Volksmund sagt. Doch je älter du geworden bist, desto mehr hat sich in deinem Energiefeld angesammelt. Das kann so viel sein, dass du dich selbst nicht mehr richtig spüren kannst, dass du nicht mehr erkennst, welche Energien zu dir gehören und welche die Energien der anderen sind.

Es gibt Menschen, deren Energiefeld von Natur aus stärker und weniger schnell konditionierbar ist; und dann gibt es welche, deren Energiefeld sehr fein und durchlässig ist. Das eine ist nicht besser als das andere, sondern ich denke, es gehört zum Entwicklungsweg des jeweiligen Menschen. Viele dieser sehr durchlässigen beziehungsweise hochsensiblen Menschen – wie sie auch genannt werden – sind einem ziemlichen Leidensdruck ausgesetzt, weil sie ihr Energiefeld unter all den Konditionierungen durch andere Menschen selbst nicht mehr spüren. Sie wissen nicht mehr, wer sie sind. Sie spüren die Fremdenergien oder die Konditionierung stärker als ihr eigenes Feld. Ihre eigene Energie wird zugedeckt von fremder Energie.

So verlierst du nach und nach den Zugang zu deinem eigenen Energiefeld, zu dem, was dich ausmacht. Dadurch wirst du schwächer, verlierst den Kontakt zu dir selbst, weißt nicht mehr, wer du bist. Vielleicht wirst du ängstlich, empfindlich und nervös, oder noch schlimmer, du verlierst deine innere Sicherheit. Nur ist dir das in dem Moment nicht bewusst. Es passiert nach und nach, subtil leise und durchdringend. Du bemerkst es nur, wenn du sehr aufmerksam bist.

Doch zu welchen Menschen du auch immer gehörst, es ist Teil deiner Entwicklung, und du solltest lernen zu unterscheiden, welches deine eigene Energie ist und welches die Energien sind, von denen du konditioniert und geprägt worden bist. Du musst lernen, zu erkennen und zu entscheiden, von welchen Energien du dich konditionieren lässt. Sind sie nährend oder eher schwächend? Ein Ausweichen ist nicht möglich; außer du möchtest irgendwo weit abgelegen von Menschen in der Einöde leben.

> Doch sei dir bewusst, du bist ein absolut einzigartiges Wesen. Gerade so, als ob jeder Mensch ein kleines Sandkorn im ganzen Universum ist. Doch jedes noch so kleine Sandkorn ist nötig, damit das Universum funktioniert.

Ein weiterer Punkt zum Thema Konditionierung ist, dass du nicht nur von Menschen geprägt, sondern auch von deiner Umgebung konditioniert wirst. Vielleicht hast du schon bemerkt, dass du eine Affinität zu einer bestimmten Umgebung hast. Wenn du in eine Umgebung inkarnierst, die überhaupt nicht mit dir übereinstimmt, dann ist das natürlich eine Energie, die wenig nährend oder unterstützend ist.

Vielleicht hast du auch schon bemerkt, dass es Umgebungen gibt, in denen du dich wohler als in anderen fühlst. Als Kind hast du keine Möglichkeit, dich zu entscheiden. Als Erwachsener schon. Es gibt Menschen, die fühlen sich in den Bergen wohl und sicher. Andere haben das gleiche Gefühl am Meer, und wieder andere brauchen die Stadt, damit sie sich entfalten und wohlfühlen können. Oder du brauchst die völlige Stille einer abgelegenen Gegend.

Nun stelle dir vor, du fühlst dich an der Küste am wohlsten, wohnst aber mitten in den Bergen in einem Tal. Du wirst das Gefühl haben, eingeschlossen zu sein, und das fühlt sich für dich einfach nicht richtig an. An einem für dich falschen Ort kannst du dich auch nicht optimal entfalten. Es heißt nicht umsonst, dass Menschen, die mitten in den Bergen wohnen, anders sind als Küstenbewohner. Am Meer kannst du in die endlose Weite schauen, in den Bergen nicht, sondern nur oben auf dem Gipfel. Da hast du eine glasklare Energie und kannst weit in die Ferne sehen. Und doch ist das anders als an der Küste. Die Küste oder das Meer haben eine vollkommen andere Energie. Fühlst du dich an dem Ort, an dem du lebst, nicht wohl, dann schwächt das dein Energiefeld.

Du siehst, die Art und Weise, wie unser Energiefeld geprägt werden kann, ist so mannigfaltig. Wir werden auch noch konditioniert von dem, was wir essen. Sei es, dass uns die Nahrung nicht guttut, oder es sind Pestizide oder Hormone im Fleisch. Auch da gibt es die vielfältigsten Dinge, die uns prägen.

Der Elektrosmog, der uns überall umgibt, die Handystrahlung, das WLAN – es gibt zahlreiche Dinge, die unser Energiefeld stören, schwächen oder eben konditionieren. Und niemand lehrt uns, damit umzugehen. Erst wenn wir krank sind oder uns schwach und unwohl fühlen, wenn wir unglücklich sind, fangen wir an, uns damit zu befassen.

Können wir denn etwas dagegen unternehmen? Ist es das, was wir sein sollen oder sein wollen? Oder um was geht es in diesen inneren Prozessen? Hier ist enormes Leidenspotenzial enthalten. Doch im Leben selbst ist immer auch die Lösung enthalten, wenn wir bereit sind und unseren Geist öffnen für das, was uns als Menschen ausmacht.

Wie können wir etwas verändern? Geht es nur darum, aushalten zu können? Ist es das, was von uns verlangt wird? Das kann es doch nicht sein. Was kann ich tun, wenn ich merke, dass ich ein Leben lebe, das nicht meines ist? Was kann ich tun, wenn ich ein Leben auf der Basis von Konditionierung führe? Das ist nicht das, was ich mir für mein Leben wünsche. Es gibt viele Menschen, die auf der Suche sind nach dem, was das Leben ausmacht und dem Leben einen Sinn gibt.

Wenn du dich als Erwachsener bedroht fühlst, reagieren konditionierte Muster aus der Kindheit, aber auch aus anderen früheren Erfahrungen. Früh entstanden, sei es in der Kindheit oder in früheren Leben, werden sich neue Erfahrungen ergeben, die genau dieses Muster von Neuem bestätigen. Neue Erfahrungen lösen das gleiche negative Gefühl aus und bestätigen deine negativen Gedanken dazu. Somit entsteht eine Endlosschleife, die zu einem immer neuen schlechten Gefühl führt und dieses zunehmend verstärkt.

Unser Nervensystem stärkt Verbindungen, die wiederholt vorkommen. Wie bei einem Süchtigen werden die Verbindungen zwischen den Synapsen der Nervenzellen gestärkt – und die Sucht wird stärker. Das ist es, was es so schwierig macht, sich aus diesen Mustern zu lösen. Wenn ich die Gefühle dazu verändere, löse ich die Verbindung zwischen den Nervenzellen, und es wird eine neue geschaffen. Dies ist ein wichtiger Schritt, um eingefahrene Muster auflösen zu können.

Doch bevor das möglich ist, muss man sich ein Bewusstsein schaffen darüber, was mit unserem Energiefeld geschieht, wie alles gespeichert und die Persönlichkeit dadurch geprägt wird. Denke darüber nach, welche Einflüsse deine Eltern, aber auch deine Geschwister auf dich hatten und immer noch haben. In welcher Form wurde dein Energiefeld geprägt? Wie waren deine Eltern und wie waren deine Geschwister?

Vielleicht machst du einmal den Versuch, dein Leben mit Abstand zu betrachten und in dich hinein zu spüren, welchem Elternteil du dich stärker verbunden fühlst? Ist es der Vater oder ist es eher die Mutter? Welche Energien sind es? Was gefällt dir besser bei dem einen oder bei dem anderen? Gibt es etwas Spezifisches, was dir mehr oder weniger gefällt, oder ist eher ein Gefühl, eine Empfindung? Spüre nach, ob das ein Teil von dir ist oder nicht.

Was nehme ich selbst wahr, wenn ich mit mir allein bin? Fühle ich immer noch Stress und bin getrieben, oder empfinde ich das nur in Gegenwart von bestimmten Menschen? Bin ich in der Gegenwart von anderen Menschen emotionaler, als wenn ich allein bin? Und vor allem: Fühle ich mich schuldig, wenn ich meinem Gegenüber etwas abschlage? Halte ich mich lieber mit meiner Meinung zurück, nur um den anderen nicht zu verletzen, beziehungsweise nicht spüren zu müssen, dass der Betreffende von mir enttäuscht sein könnte?

Fühle ich mich in der Gegenwart eines anderen Menschen besser und kann nicht so gut mit mir allein sein? Bin ich kraftvoll und energiegeladen und habe das Gefühl, ich könnte Bäume ausreißen in der Gegenwart von anderen Menschen? Aber fühle ich mich, wenn ich allein für mich bin, eher ruhig und weniger kraftvoll?

Das sind Fragen, die dir helfen, dich etwas besser kennenzulernen. Wenn du für dich allein eher ein Mensch bist, der nicht so viel Energie hat, dann gehört das zu dir. Das ist etwas, was du akzeptieren solltest. Vielleicht ist dein Körper nicht für allzu viel Energie geschaffen. Es gibt Menschen, die sind energiegeladen. Und dann gibt es Menschen, die gehören zu den Wahrnehmungs-Menschen. Jeder Mensch ist so richtig, wie er ist. Es gibt nicht ›besser‹ oder ›schlechter‹.

Wenn du merkst, dass du nie ›Nein‹ sagst, nur, weil du den anderen nicht enttäuschen möchtest oder das schlechte Gefühl nicht spüren willst, wenn du ›Nein‹ sagst, bist du eher ein emotional nüchterner Mensch. Vielleicht ist das genau das, was dich ausmacht.

All das sind Themen, die dir helfen können zu sehen, was und wer du wirklich bist. Du bist nicht einfach ein Produkt von Konditionierung. Du bist kein Produkt deines Verstandes, der dich auf der Basis von negativen Erfahrungen bewertet.

Konditionierung und Prägung sind nicht dein Feind und auch nicht unbedingt schlecht. Es geht auch nicht darum, Konditionierung zu verdammen, sondern sich ihrer bewusst zu sein. Es gehört zu dem, was wir Leben nennen. Wenn wir erkennen, wie und in welcher Form wir konditioniert werden, können wir uns davon lösen. Ich muss mich nicht mehr damit identifizieren und komme zu mehr Authentizität.

Konditionierung und Prägung werden immer stattfinden, wir werden immer Teil davon sein. Die Frage ist: Werden wir von diesem Prozess kontrolliert oder sind wir uns dessen bewusst? Wir können unserem eigenen Inkarnationsprogramm nicht ausweichen, denn ein Leben ohne Höhen und Tiefen würde uns leer und öde vorkommen.

All das ist Teil unseres Lebens und prägt das eigene Verhalten maßgeblich. Durch die Auseinandersetzung mit diesen Themen kannst du immer mehr erkennen, was und wer du wirklich bist. Irgendwann kannst du spüren: »Das bin ich, und genau das macht mich aus«, und so ergibt sich ein Sinn in deinem Leben. Je näher du zu dem kommst, was dich ausmacht, desto mehr Sicherheit gewinnst du für dich und dein Leben. Du findest Zugang zu deinem Potenzial, zu deinem Sein. Jeder Mensch ist ein absolutes Unikat. Erlaube dir, ein Unikat zu sein, ein völlig einzigartiger Mensch. Es gibt schon genug Kopien auf dieser Welt.

Die Seele strebt nach Ganzheit und möchte dir das Unbewusste bewusst machen, damit du in deine Ganzheit kommen kannst. Damit du deinen eigenen Fluss spüren kannst. Wenn du die Aufmerksamkeit und dein Bewusstsein auf dein Energiefeld lenkst, dann wird sich dein Energiefeld verändern und die Schwingung anheben. Das Anheben der Energie in deinem Energiefeld kann einen Teil deiner Blockierungen und Störungen verändern, sogar auflösen.

Die feinstofflichen Felder sind dynamische Felder, die sofort auf Gedanken und Empfindungen reagieren. Sei dir dessen bewusst: Wenn du weißt, wie schnell dein Energiefeld reagiert, kannst du es verändern. Du wirst aufmerksamer für dein Umfeld und die Ausstrahlung anderer Menschen. Es gibt Menschen, die dein Energiefeld schwächen, und es gibt welche, die dein Energiefeld stärken.

Einen weiteren Einfluss hat das kollektive Feld, auch hier findet eine Beeinflussung deines eigenen Energiefeldes statt, denn wir sind alle eingebunden in ein kollektives Energiefeld. Wenn dein Denken von Angst geprägt ist, dann verbindest du dich mit dem kollektiven Feld der Angst. Der feinstoffliche Körper verbindet sich immer mit der gleichen Energie im kollektiven Feld. Die Frequenz der Angst ist eine sehr starke Energie, und diese wird durch dein Denken, aber auch durch bereits gelebte Erfahrungen erzeugt. Natürlich gibt es reale Ängste, die notwendig sind, wenn es darum geht, dein Leben zu schützen. Doch neunundneunzig Prozent deiner Ängste haben nichts mit realen Ängsten zu tun. Sie werden durch deinen Verstand erzeugt, sogar regelrecht hochgepuscht. Diese Gedanken erzeugen ein schlechtes Gefühl, was wiederum dazu führt, dass noch mehr negative Gedanken entstehen. Das heißt, die Katze beißt sich in den Schwanz, es ist wie im Hamsterrad. Negative Gedanken erzeugen Angst, und noch mehr Angst erzeugt noch mehr negative Gedanken. Es ist wichtig, dir dessen bewusst zu sein. Wenn du anfängst, deine Gedanken zu beobachten und die Energie in etwas Positives zu lenken, dann erzeugst du andere Gefühle und somit eine andere Energie in deinem Energiefeld. Das wiederum führt dazu, dass du dich mit dem kollektiven Feld der positiven Energie verbindest. Dadurch sendest du auch positive Energie nach außen und ziehst das Positive an. Erinnere dich: Die astrale Energie verbindet sich immer mit der gleichen Energie.

7 | Schmerzkörper

Bestimmt hast du schon einige Erkenntnisse in Bezug auf dein eigenes Leben machen können. Um ein noch umfassenderes Bild zu bekommen, gibt es einen Faktor, der deine feinstofflichen Körper, aber auch deinen grobstofflichen Körper intensiv prägt. Das ist jegliche Form von Schock und Trauma. Ob es sich um ein körperliches oder um ein psychisches Trauma handelt, die Auswirkungen im feinstofflichen Feld sind die gleichen.

Der Begriff *Trauma* kommt vom altgriechischen Begriff *Wunde*. Trauma ist eine Verwundung von lebendem Gewebe, welche durch eine plötzliche äußere Gewalteinwirkung entstanden ist. Körperliche Traumata können auch durch plötzlichen Energietransfer, durch plötzlichen Entzug von Wärme oder Sauerstoff ausgelöst werden. Das kann ein Unfall, eine Verbrennung, eine Verätzung oder die Auswirkung von schädlichen Strahlen sein. Als Trauma wird das gesamte Verletzungsgeschehen erfasst und nicht nur die Wunde.

Zum gesamten Verletzungsgeschehen gehören der psychische Schock und die entstandene Wunde. Vielleicht hast du auch schon erlebt, dass eine banale Schnittwunde, wie sie jederzeit im Alltag passieren kann, erst nach einer Weile anfängt zu bluten. Für einen kurzen Moment ist das gesamte System im Schock erstarrt. Der Teil, der verletzt worden ist, wird für einen Moment nicht mehr durchblutet, der Schmerz setzt in den meisten Fällen erst dann ein, wenn die Wunde anfängt zu bluten. Hier sprechen wir eher von einem Minitrauma, welches sich in den meisten Fällen von selbst wieder auflöst. Doch es gibt weitaus größere körperliche Traumata, die sich tief und fest sowohl in den Körperzellen als auch in den feinstofflichen Schichten als verdichtete Energie eingraben. Wenn der Schmerz sehr groß war, wird diese Energie regelrecht eingekapselt. Die Gefahr, dass dieses Erleben wiederholt werden könnte, wird zukünftig vermieden.

Hier ein persönliches Beispiel. Aus diagnostischen Gründen musste bei mir eine Herzkatheder-Untersuchung angesetzt werden. Da es sich bereits um die zweite handelte und ich die Prozedur kannte, habe ich mir nicht allzu viele Sorgen gemacht. Doch diesmal war alles anders. Ich musste lange auf die Untersuchung warten, weil ein schwerwiegender Notfall vorgezogen wurde. Als es dann zwei Stunden später so weit war, merkte ich, dass die Ärzte nervös und unter Druck waren, was irgendwie auch verständlich war. Zu diesem Zeitpunkt hätte mir mein Gefühl eigentlich gesagt, das Ganze abzubrechen, was ich leider nicht gemacht habe. Alles ging relativ schnell und zackig, schon beim Einführen des Katheters in die Arterie spürte ich, das zu viel Druck mit dabei war. Kurz vor dem Herzen riss meine Arterie auf. Das hat einen solch starken Schmerz ausgelöst, dass sich mein Geist teilweise vom Körper gelöst hat. Mein ganzer Körper wurde kalt, und ich spürte ein innerliches Zittern. Dies ist bekannt als neuronales Zittern, eine Schutzfunktion des Körpers, den Schock durch Zittern abzuschütteln. Ich habe nur noch vage die Hektik des Arztes mitbekommen.

In diesem Schockzustand eröffnete sich mir eine Erkenntnis, dass dieser Schmerz nur zum Teil mit dem jetzt ausgelösten Schock zu tun hatte, vielmehr wurde mit diesem Schmerz ein viel älterer Schmerz aktiviert, der mit einem Schock aus einer früheren Inkarnation in Verbindung stand. Diese Erkenntnis war für mich sehr bedeutsam, weil sie mir ermöglichte, eine uralte Kernverletzung auflösen zu können. Das war wichtig, weil die gleiche Kernverletzung bereits zwei Jahre früher zu einer Nahtod-Erfahrung geführt hatte. Also war die Reaktivierung dieses Schmerzes gleichzeitig ein Teil der Lösung, auch wenn es eine ganze Weile dauerte, bis sich sowohl mein Körper, als auch meine feinstofflichen Energien davon erholen konnten. Diese Kernverletzung war Teil meines Schmerzkörpers auf körperlicher Ebene sowie auf der psychisch emotionalen Ebene.

Psychische Traumata sind etwas subtiler, doch nicht weniger heftig in den Auswirkungen. Langfristig können sie zu Ängsten, Depression, aber auch zu Gereiztheit oder Aggression führen. Der Ablauf ist ganz ähnlich wie bei einem körperlichen Trauma. Auch hierzu ein praktisches Beispiel: Von einem Moment auf den anderen habe ich erfahren, dass mein Partner ein Doppelleben geführt hat. Das war ein enormer psychischer Schock mit den gleichen körperlichen Auswirkungen wie bei einem körperlichen Trauma. Diesmal war es jedoch ein psychischer Schmerz, die Verletzung meines Vertrauens, dazu Erstarrung, innerliches Frieren und Zittern, genauso wie bei einem körperlichen Trauma.

Diesem Trauma lag die gleiche Kernverletzung zugrunde wie dem körperlichen Trauma. Diese tiefen Kernverletzungen weisen oft verschiedene Facetten von ein und demselben Thema auf. Dieser hier eingekapselte Schmerz muss so heftig gewesen sein, dass es verschiedene Ereignisse brauchte, um den Schmerz nach und nach freizusetzen und auflösen zu können.

Doch diese Kernverletzung hat sich bereits über verschiedene Inkarnationen in meinem Schmerzkörper befunden und wurde in jeder neuen Inkarnation aktiviert, mal mehr, mal weniger. Die Seele möchte sich gerne von diesen Verletzungen befreien, weil sie den Energiefluss des Lichtes stören. Diese Kernverletzung ist wie ein Leuchtpunkt in unserem Energiefeld, welches immer wieder neue Erfahrungen mit dem gleichen Thema anzieht. Es ist der Resonanzpunkt, der gleiche Erfahrungen anzieht, um die Aufmerksamkeit auf diesen Punkt zu lenken, so dass wir uns dessen bewusst werden. Wenn wir diese Punkte erkennen, wird es möglich, dass wir sie aktiv auflösen können. Sehr tief verankerte Punkte können aber auch, wie im obigen Beispiel, durch einen erneuten Schock aktiviert werden, so dass eine Entladung des eingekapselten Schmerzes stattfinden kann und dadurch die Heilung beschleunigt wird.

Über die Jahre haben sich Energien in deinem Feld angesammelt, die mit Ängsten, schlechten Gefühlen und Schmerz verbunden sind. Diese werden durch die ständige Wiederholung verankert und beeinflussen immer mehr dein Verhalten. Sie haben alle etwas gemeinsam, sie sind in Resonanz mit deinem Schmerzkörper, wobei nicht alle so heftig wie in meinem Beispiel sein müssen. Wenn du erkennen kannst, dass viele deiner Ängste und Unsicherheiten ihren Ursprung in deinem Schmerzkörper haben, dann ist das ein erster Schritt aus deinem ganz persönlichen Hamsterrad.

Deshalb ist es wichtig, die eigenen feinstofflichen Körper zu klären, zu reinigen und so die eigene Schwingung zu verändern und aus dem Schwingungsbereich der Angst auszutreten. Du verbindest dich nicht mehr mit dem kollektiven Feld der Angst, sondern mit dem Energiefeld der Hoffnung, der Freude oder der Liebe. Du weißt, dass alles Energie und Schwingung ist und auf die gleiche Frequenz reagiert, die du aussendest. Alles steht in Resonanz mit deiner eigenen Schwingung. Doch du hast den Schlüssel dazu in der Hand.

Die meisten Menschen haben die Tendenz, den Fokus der Gedanken auf all die Dinge zu richten, die nicht funktionieren. Auf all das, was Schmerzen bereitet, und auf all das, was im Leben fehlt. Dadurch wird ein permanentes Mangelgefühl erzeugt, die Schwingung wird tiefer und angstvoller und die schlechten Gefühle werden weiterhin bestätigt. Doch diese Frequenzen der Angst und des Mangels haben nichts mit deiner Seele zu tun, und je größer die Angst und der Schmerz sind, desto schwächer wird deine Energie. Die Verbindung zu deiner Seele wird immer schwächer und schwächer, bis sie irgendwann nicht mehr spürbar ist.

Ein wichtiger Schritt dazu ist, dir bewusst zu sein, was du selbst über dich denkst. Sei achtsam deinen eigenen Gedanken gegenüber. Wenn du an Menschen vorüberläufst und ihnen ein Lächeln schenkst, dann wird es immer wieder Menschen geben, die dir ebenfalls ein Lächeln schenken. Wenn du deinem Umfeld aber eine negative Einstellung und ein sauertöpfisches Verhalten präsentierst, dann wird dir genau das von ihm entgegengebracht.

Du selbst kannst etwas in deinem Leben verändern, und zwar indem du anfängst, die Verantwortung für dein Leben, für deine innere Haltung zu übernehmen. Fange jeden Morgen mit einem guten Gedanken an, auch wenn du noch so müde und ausgelaugt aufwachst. Freue dich auf das Gute, das dir heute begegnen wird. Wenn es heute nicht passiert, dann vielleicht morgen. Freue dich auf die Sonne, die scheint, oder den Regen, der die Natur wieder zum Erblühen bringt. Es ist alles eine Sache der Perspektive, des Blickwinkels deiner Betrachtung.

Die Energie folgt immer deiner Aufmerksamkeit. Du kannst deine Aufmerksamkeit in dein Versagen, in deinen Mangel oder in dein Erfülltsein und dein persönliches Gelingen lenken. Es ist deine bewusste Entscheidung. Es wird einige Zeit vergehen, bis sich dein Energiefeld verändert, doch es wird sich verändern zu einem wunderschön strahlenden Feld. Erlaube deiner Seele, sich wieder mit dir zu verbinden. Genau das ist dein Schlüssel, deine Aufmerksamkeit in etwas Nährendes und Positives zu lenken.

Zurück zum Schmerzkörper. Was ist dein Schmerzkörper? Wie ist er entstanden und welche Funktion hat er in deinem Leben? Meine

Beispiele haben schon einiges über die Auswirkungen des Schmerzkörpers offenbart. Doch das ist nur ein Teil davon. Stelle dir den Schmerzkörper als ein eigenständiges Wesen vor, welches sich von Leid, Ängsten und unseren Schmerzen nährt, vor allem von seelischen und psychischen Schmerzen. Dieses Wesen ist hungrig und möchte immerzu gefüttert werden, um größer und mächtiger zu werden.

Wenn wir neu inkarnieren, bringen wir in den meisten Fällen schon einen Schmerzkörper in die neue Inkarnation mit. Er beinhaltet Leid und Schmerz aus vergangenen Inkarnationen, all die erlebten Traumata, die wir nicht verarbeitet und aufgelöst haben. Bei dem einen ist er größer und bei dem anderen kleiner. Je stärker wir versuchen, den Schmerzkörper zu verbannen oder wegzudrängen, desto größer und mächtiger wird er. Er kann so mächtig werden, dass er unser Leben steuert und uns in einer Art und Weise handeln lässt, die nicht mehr in Verbindung mit der Seele steht.

Hier noch ein Beispiel zum besseren Verständnis: Du wirst geboren, und in deinem Schmerzkörper ist ein tiefer Schmerz aus einem früheren Leben enthalten. Ein Schmerz, bei dem es darum ging, dass du verlassen worden und nie über die Trauer des Verlassenwerdens hinweggekommen bist. Und das bis zu deinem Tod. Der Schmerz war so mächtig, dass er den Rest dieses vergangenen Lebens beeinflusst hat. Vielleicht bist du sogar krank geworden oder im wahrsten Sinne des Wortes an gebrochenem Herzen gestorben. Diesen Schmerz hast du mit in den Tod genommen, und der Schmerz ist energetisch immer noch mit deiner Seele verbunden. Es ist, als ob eine große Narbe auf deinem Herzen liegt.

Die reine Seele ist sich dessen bewusst und weiß, dass es für dich wichtig ist, diesen Schmerz aufzulösen, um dich davon zu befreien und deinen Energiekörper zu klären, so dass dein Schmerzkörper kleiner werden darf. Also sucht sich deine Seele für die nächste Inkarnation ein Leben aus, in welchem du mit den gleichen Themen konfrontiert wirst. Dein Schmerzkörper wird dir Situationen erschaffen, die mit dem gleichen Schmerz verbunden sind. Nun gibt es zwei Möglichkeiten: Du fütterst deinen Schmerzkörper weiter, nährst ihn von Neuem so, dass er noch stärker und größer wird. Die andere Variante ist, dass du dir dieses Schmerzes bewusst wirst und seinen Ursprung findest, damit du den ursprünglichen Schmerz akzeptieren und integrieren kannst.

Oft haben wir genug von dem ewig Gleichen, fragen uns, warum wir nur immer wieder diesen Schmerz fühlen, und vergessen dabei, dass wir das Ursächliche in uns tragen. Es ist so viel einfacher, den Kopf in den Sand zu stecken in der Hoffnung, dass es sich irgendwann von selbst erledigt. Doch wir wissen genau, dass es sich nicht von selbst erledigt. Ein Schmerz kann gut über eine gewisse Zeit unterdrückt werden, doch irgendwann macht er sich in seiner ganz eigenen Art und Weise wieder bemerkbar. Nur erinnern wir uns dann nicht mehr an diesen ursprünglichen Schmerz, weil wir vergessen haben, dass er seit langer Zeit existiert. Er ist ein Teil deines Schmerzkörpers und eingebettet in dein Energiefeld. Zeitweise wird er unterdrückt und in den Untergrund gedrängt, bis er nach neuer Nahrung verlangt. Er will beachtet und gesehen werden.

Deine Seele ist weitsichtig. Sie wird dich immer wieder in Situationen bringen, in denen du die Möglichkeit bekommst, diese Schmerzpunkte in deinem Energiefeld sehen zu können, sie dadurch zu heilen und aufzulösen. Vielleicht lernst du einen Partner kennen, dessen Schmerzkörper ähnliche Schmerzen in sich trägt und unbedingt genährt werden möchte. Du wirst von diesem Menschen angezogen und hast das Gefühl, dass dieser Mensch perfekt zu dir passt. Du fühlst dich mit diesem Menschen sehr verbunden, im Gleichklang und hast das Gefühl, dass das genau der Richtige für dich ist.

Nun ist es wahrscheinlicher, dass die beiden Schmerzkörper in Resonanz miteinander schwingen und sich so verbinden, jedoch nicht auf Basis der beiden Seelen. Das heißt, zwei Menschen begegnen sich von Schmerzkörper zu Schmerzkörper, was dazu führt, dass beide Schmerzkörper genährt werden wollen und damit noch mächtiger werden. Die Erfahrungen werden wiederholt, und der Schmerz wächst. Das geschieht so lange, bis wir uns darüber bewusst werden, welchem Mechanismus wir unbewusst ausgeliefert sind.

Erst im Bewusstsein dessen wird der Schmerz nicht mehr genährt, und wir können erkennen, dass wir diesen Schmerz selbst in uns tragen und daher nicht mehr dem anderen die Schuld zuzuschieben brauchen; denn wir haben nur angezogen, was in uns selbst als Schmerz angelegt ist. Mit diesem Bewusstsein fängst du an: Verantwortung für dich, für das, was du bist und was dich ausmacht, zu übernehmen. Das ist ein wichtiger Schritt, der dein Leben tief verändern kann. Doch bis es so weit ist, liegen oft Jahre von Schmerz, Enttäuschung, Frustrationen und vielem mehr hinter dir.

In der Akzeptanz dieses Schmerzes, unserer ganzen Hilf- und Machtlosigkeit, ist bereits ein Teil der Auflösung enthalten. Demjenigen, der uns damit konfrontiert hat, zu verzeihen, ist ein unabdingbarer Schritt. Aber auch dir selbst zu verzeihen, dass du es zugelassen hast, diesen Schmerz zu erfühlen, ist ein weiterer Schritt, und die Heilung in deinem Energiefeld kann nun einsetzen. Dein Schmerzkörper reduziert sich, wird kleiner und mit der Zeit weniger dominant. Er darf sich auflösen und bestimmt dein zukünftiges Leben nicht mehr.

Das heißt, du ziehst dieses Thema in deinem Leben nicht mehr an. Doch oft müssen wir ein bestimmtes Thema aus den verschiedensten Perspektiven betrachten, so, als ob es sich Schicht um Schicht entblättern würde, wie eine Zwiebel mit ihren verschiedenen Schichten. Die tiefgreifenden Themen sind im Laufe verschiedener Leben entstanden, und es wurden unzählige Facetten davon angelegt. Wenn du ein »großes« Thema auf einmal lösen würdest, würde dein System zusammenbrechen, weil es mittlerweile ein Teil von dir und deiner grob- und feinstofflichen Struktur geworden ist. Diese Themen sind in deinen Zellen, in deiner Hirnstruktur und in deinem feinstofflichen Feld enthalten. Also fängst du an, Schicht um Schicht abzutragen.

Deine Seele ist sich dessen bewusst und wird dir immer wieder Möglichkeiten bieten, diesen Schmerz aufzulösen, damit du diese Erfahrung irgendwann nicht mehr anziehst. Aber bis dahin, und bis du diesen Mechanismus wahrnehmen kannst, vergeht oft viel Zeit, in der man viele neue Verletzungen erfährt. Du durchlebst diesen Schmerz immer wieder, damit du ihn endlich sehen kannst. Du erleidest Verletzungen und Schmerzen, die dein ganzes Energiefeld schwächen und damit auch deinen Körper. Vielleicht erkennst du eine Verbindung zu Erfahrungen aus jüngeren Jahren und kannst in der Reflexion erkennen, dass sich ein Schmerz immerzu wiederholt. Vielleicht in anderen Geschichten, anders verpackt und doch immer mit dem gleichen Kern und somit dem gleichen Schmerz.

Nun gibt es Menschen, die kommen nie über diesen Schmerzkörper hinaus. Vielleicht sind sie verzweifelt, weil sie immer den gleichen Schmerz fühlen, immer wieder auf die gleiche Art Unglück anziehen müssen. Doch es hat mit dem Mechanismus des Schmerzkörpers zu tun, immer wieder das gleiche Muster anzuziehen, so lange bis der Punkt erreicht ist, den eigenen Schmerz in einer Erfahrung zu erkennen; denn deine Seele trägt diesen tiefen Wunsch nach Heilung in sich und möchte sich aus diesen Mustern befreien. Damit tut sich das Menschsein manchmal sehr schwer. Doch die Seele will von Liebe erfüllt sein und nicht von Schmerz.

Viele Menschen kommen mit dem Gefühl zur Welt, unerwünscht in diese Familie hineingeboren zu sein. Das ist der erste Schmerz, den dieses kleine Wesen spüren muss. Dieser Schmerz, das Gefühl des Unerwünschtseins, hat Auswirkungen auf sein Leben. Größer geworden, versucht dieses Kind möglichst nicht aufzufallen, es macht sich klein. Das Gefühl des Nichtwillkommenseins begleitet es in seinem Leben, und solange es ein unbewusstes Gefühl bleibt, wird das auch so bleiben. Es wird immer wieder Situationen anziehen, um dieses Gefühl zu bestätigen, was es stärker werden lässt. Als Kind möchtest du geliebt werden. Du möchtest das Gefühl haben, wichtig zu sein und dich richtig zu fühlen, egal wie viele Kinder da sind. Du möchtest gesehen werden als das, was du bist.

Vielleicht hast du den Film Avatar gesehen. Der Moment, wo Neytiri zu Jack sagt: »Ich sehe dich!« hat viele Menschen berührt. Denn bei diesem schlichten Satz geht es nicht nur um das einfache Sehen eines Menschen, sondern um das ganzheitliche Erfassen einer menschlichen Seele. Es geht darum, das anzuerkennen, was du im Inneren bist. Die Würdigung dessen, was dich einzigartig macht. Genau das ist damit gemeint. Wir tragen in uns diese Sehnsucht, in unserer Einzigartigkeit gesehen zu werden. Wir möchten so geliebt werden, wie wir sind, und nicht als das, was andere in uns sehen möchten oder was andere in uns hineinprojizieren. Als Erstes erfahren wir dies von unseren Eltern. Vater und Mutter sehen das, was sie auf der Basis ihrer eigenen Konditionierung und Prägung sehen möchten, und nicht das, was ist. Doch leider ist das oft nicht der Fall. Dein Schmerzkörper hat dich in eine Familie inkarnieren lassen, die dir deine Blockierungen und deine Schmerzen immer wieder bewusst macht. Nicht um dich zu strafen, sondern um dir die Möglichkeit zu schaffen, dich weiter zu entwickeln, damit du deine Energien klären und an deinem inneren Prozess wachsen kannst.

Ich habe alles versucht, um andere Menschen glücklich zu machen. Ich habe mich bemüht und in jüngeren Jahren angepasst, um genau dem Bild zu entsprechen, das andere sich von mir gemacht haben. Ich habe mich mit Menschen eingelassen, die mir immer wieder genau denselben Schmerz zufügten – nämlich den Schmerz, den man empfindet, wenn man nicht geliebt wird oder nur unter der Bedingung geliebt wird, dass man sich genauso verhält, wie es gewünscht wird. Die Vorstellung, wie viele Jahre ich damit gelebt habe und im Grunde genommen ein Leben führte, das von meinem Schmerzkörper diktiert worden ist, lässt mich erschaudern und macht mich traurig.

Mit Glaubenssätzen wie: »Wenn du genug leistest, dann bist du wertvoll!« oder »Du wirst geliebt« oder »Wenn du dich anpasst, bist du ein Teil der Gemeinschaft. Mache ja keine Fehler, denn das kannst du dir nicht leisten. Dann verlierst du die Zugehörigkeit zu uns.«

Vielleicht kannst du dich selbst darin erkennen, und dir wird das Ausmaß deiner Erfahrungen auf der Basis deines Schmerzkörpers bewusst. Es ist wichtig zu erkennen, dass nicht die anderen Schuld tragen, sondern du selbst dafür verantwortlich bist. Eine Erkenntnis, die es nicht einfacher macht. Du selbst hast es dir ausgesucht. Du hast ein Resonanzfeld geschaffen, das die Gelegenheit gibt, dir deines Schmerzkörpers bewusst zu werden, um dich davon Stück für Stück zu befreien.

Vielleicht spürst du in deinen Körper hinein und beobachtest, was diese Erkenntnis mit dir macht. Vielleicht merkst du, wie sich dein Körper anspannt, damit er diesen Schmerz im Inneren nicht spüren muss. Innere Anspannung ist oft ein Mechanismus, um den eigenen Schmerz nicht spüren, nicht wahrnehmen zu müssen, damit diese Welle des Schmerzes dich nicht überflutet.

Wie viel Schmerz muss gespeichert sein, wenn mein Körper alles unternimmt, um diesen Schmerz nicht spüren zu müssen? Die Tatsache, dass es vielen Menschen ähnlich ergeht, macht das Ganze nicht einfacher, gibt mir aber das Gefühl, mit diesem Schmerz nicht allein zu sein. Jetzt, in meinem eigenen Schmerz, spüre ich gleichzeitig den Schmerz anderer Menschen. Von Menschen, die dasselbe erfahren haben. Ich möchte meinen Schmerzkörper nicht mehr weiter füttern, und vor allem möchte ich endlich ein Leben führen, das meiner Seele entspricht und nicht meinem Schmerzkörper. Doch dem Wissen, selbst dafür verantwortlich zu sein, darf Erleichterung folgen, weil ich weiß, dass es die Möglichkeit gibt, den Schmerzkörper aufzulösen.

Das hat mich dazu bewogen, all das aufzuschreiben. Wenn auch nur EIN Mensch sich seines Schmerzkörpers bewusst wird und die Verantwortung dafür übernimmt, dann hat es sich gelohnt. Du selbst, also jeder von uns, nährt das kollektive Energiefeld, mit dem wir uns verbinden. Jede noch so kleine Klärung in deinem eigenen Energiefeld hat somit eine Auswirkung im kollektiven Feld und kann es verändern.

Doch etwas, was dir über lange Zeit sehr vertraut ist, wird nicht einfach verschwinden oder sich verabschieden, um etwas Neuem Platz zu machen. Für viele ist das mit Angst verbunden, weil es schon sehr lange vertraut ist. Du weißt nicht, was das Neue in dein Leben bringen wird. Was passiert, wenn der Schmerzkörper nicht mehr von Neuem genährt wird und du anfängst, dem eigenen Schmerz in die Augen zu schauen. Wird dich dieser Schmerz verschlingen, dich vernichten oder wirst du davon befreit sein? Das und vieles mehr können Gedanken sein, die in dir aufsteigen.

Dein Verstand ist der größte Verbündete deines Schmerzkörpers. Er versucht alles, um dich in diesen Schmerzen festzuhalten; denn nur so besteht die Möglichkeit, dass dein Verstand Einfluss auf dich nehmen kann. Er wird Zweifel streuen und versuchen, dich von deinem Körper zu trennen. Dein Verstand weiß, dass dein Körper um vieles intelligenter ist als er selbst. Doch so schnell wird er die Macht, die er über dich hat, nicht aufgeben. Natürlich kann dein Verstand gut und wichtig sein, wenn es darum geht, ein Konzept zu erstellen, eine mathematische Gleichung zu lösen oder ähnliches. Aber er darf nie zuständig sein für deine Lebensentscheidungen. Entscheidungen, die für dich, für deine Seele, also für dein Wohlergehen bedeutend sind.

Vielleicht erinnerst du dich, wie oft du schon an Weggabelungen gestanden hast und im Grunde genommen genau wusstest, dass deine Entscheidung nicht gut für deine Seele war. Aber die Entscheidung hat deinen Verstand beruhigt oder dir die Angst genommen. Angst und Zweifel sind wichtige Verbündete deines Verstandes. Du hast auch schon erfahren und gespürt, dass dein Körper genau wusste, was er wollte, aber die Angst vor Verlust hat dich schließlich in eine andere Richtung geführt. Eine Richtung, die sich irgendwann als falsch herausgestellt hat.

Zweifel wird durch Angst erzeugt: Angst, etwas zu verlieren; Angst, allein zu sein; Angst, nicht genug zu haben, um materiell überleben zu können; Angst, zu versagen. Natürlich kann Zweifel wichtig sein, und zwar dann, wenn es darum geht, dich vor falschen Entscheidungen zu bewahren. Aber wenn dir dein Körper signalisiert, dass eine Entscheidung richtig ist, dann nimm sie an, auch wenn dir dein Zweifel etwas anderes sagen möchte. Wenn nur die Angst dich von einer Entscheidung abhält, ist dein Zweifel nicht mehr gerechtfertigt.

Denke darüber nach: Welche Entscheidungen gab es in deinem Leben, die du nur auf der Basis von Angst getroffen hast? Und vor allem: Wohin haben diese Entscheidungen geführt? Wie hättest du entschieden, wenn die Angst nicht gewesen wäre?

All das nährt deinen Schmerzkörper. Ich habe Angst, einen Menschen zu verlieren, wenn ich mich nicht in einer bestimmten Art und Weise verhalte. Wenn ich mich nicht so verhalte, wie es von mir erwartet wird; oder ich habe Angst, einen Fehler zu machen, weil ich mich davor fürchte, zu versagen oder einen Menschen zu enttäuschen. Angst und Zweifel sind tiefere Schwingungen oder niedrige Frequenzen, die deinen Schmerzkörper immer wieder und wieder nähren. Der Verstand ist es, der den Zweifel streut und damit Angst in dir erzeugt und genau damit deinen Schmerzkörper stärker und größer macht. Der Schmerzkörper ist ein gefräßiges Wesen.

Du kannst das endlos erweitern. Es gibt so viele Möglichkeiten. Glaube mir, dein Verstand ist unglaublich kreativ, wenn es darum geht, dir noch viele, sehr viele Ängste, Unsicherheiten und Schwächen zu präsentieren, weil ihm das die Möglichkeit eröffnet, dich weiterhin zu kontrollieren.

Du möchtest in deinem Leben wichtig sein. Du möchtest gesehen werden als das, was du bist. Du möchtest wahrgenommen werden als das, was dich ausmacht. Du möchtest geliebt werden für das, was du bist, und nicht für das, was du zu sein scheinst; oder für das, was andere in dich hineinprojizieren. Du bist ein einzigartiges Wesen, das es so nur einmal gibt.

Was brauchst du, um Entscheidungen zu treffen, die für dich, für deine Seele richtig sind? Meistens erfordert es Mut, denn Mut ist notwendig, um zu dir selbst zu stehen. Du musst Mut beweisen, um das zu verändern, was dich schwächt. Mut, stark und furchtlos zu sein; und du brauchst die Weisheit, den Unterschied zwischen Mut und Leichtsinn, zwischen Angst und Überheblichkeit zu erkennen. Die richtige Balance ist nötig, um nicht leichtsinnig in etwas hineinzugeraten, was dir am Ende noch mehr schadet. Das ist nicht hilfreich dabei, deinen Schmerzkörper loszuwerden.

Der Unterschied zwischen Mut und Leichtsinn liegt in deinem Körper. Wichtig ist, erst einmal deine Körperwahrnehmung zu schulen, zu stärken und zu wissen, was deinen Körper und somit auch deine Seele nährt und was nicht. Dazu gehört viel Mut, nämlich Mut, zu den Dingen ›Nein‹ zu sagen, die dir schaden.

Beobachte ein kleines Kind! Es reagiert mit seinem Körper. Wenn etwas Wohlbefinden in seinem Körper auslöst, strahlt das Kleinkind. Wenn etwas unangenehm ist, weint das Kind. Doch nach und nach verliert es diese Körperwahrnehmung, weil es versucht, sich seiner Umgebung anzupassen und anderen Menschen zu gefallen.

Bestimmt kennst du Situationen in deinem Leben, in denen du dich mit Menschen umgeben hast, obwohl du genau wusstest, dass die Gegenwart dieser Menschen dir nicht gut tut. Vielleicht sind es Freunde, vielleicht Arbeitskollegen oder sogar Familienmitglieder. Du wirst, gerade bei eher engen Beziehungen, gar nicht hinterfragen, warum du dich jedes Mal in einer Situation mit diesen Menschen schlecht fühlst. Vielleicht gibst du dir selbst die Schuld dafür, dass du dich nicht wohlfühlst. Vielleicht hast du in deiner Kindheit immer wieder gehört, dass du dich nicht so anstellen sollst. Da gibt es unendlich viele Varianten. Und all das führt dazu, dass du früh gelernt hast, deine eigene Körperwahrnehmung zu unterdrücken.

Wie wäre es, wenn du wieder lernst, in deinen Körper hineinzuspüren? Wie fühlt sich dein Körper für dich allein an, bevor du diese Menschen triffst? Fühlt sich dein Körper gut an? Fühlst du dich in deiner eigenen Energie sicher? Was passiert, wenn du dir vorstellst, dass du jetzt einem bestimmten Menschen begegnest? Wie fühlt sich dein Körper jetzt an? Verspannt er sich oder geht der Körper in Abwehrhaltung? Oder bekommst du sogar Bauchschmerzen? Das alles sind Zeichen, dass in der Begegnung mit diesen Menschen etwas ist, was du beachten solltest. Was lösen diese Menschen bei dir aus? Fühlst du dich in ihrer Gegenwart klein und nichtig? Stellen sich diese Menschen über dich? Versuchen sie, dich zu manipulieren und in einer ganz bestimmten Art und Weise zu beeinflussen? Schwächt dich dieser Mensch? Das alles sind Fragen, die du dir stellen solltest.

Vielleicht schwächen dich solche Menschen? Vielleicht haben dir diese Menschen etwas zu erzählen? Nämlich etwas, was mit dir selbst zu tun hat? Also frage dich: Warum löst dieser bestimmte Mensch bei mir Unwohlsein aus? Warum fühle ich mich in der Gegenwart dieses Menschen klein und nichtig? Warum lasse ich es zu, dass sich dieser Mensch über mich stellt? Wie ist es möglich, dass ich mich von diesem Menschen manipulieren und beeinflussen lasse? Steckt dahinter die Angst, nicht genug zu sein, etwas oder jemanden zu verlieren oder nicht mehr geliebt zu sein?

Das alles sind wichtige Auseinandersetzungen mit dir und deinem Umfeld, damit du erkennen kannst, wo deine größten Schmerzen liegen. Ist dein größter Schmerz die Angst vor dem Verlust der Liebe, oder die Angst, nicht gesehen zu werden? Beobachte, wie dein Schmerzkörper dich immer dazu bringt, mit deinen Gedanken in die Vergangenheit oder in die Zukunft zu schweifen, aber dich davon abhält, in der Gegenwart zu sein. Die Gegenwart ist jetzt, wie es Eckhart Tolle so schön in seinem Buch beschreibt. (Eckhart Tolle, 2012)

Doch gibt es nichts Schwierigeres, als im Jetzt zu leben. Sicher kennst du, wie die Gedanken immer wieder abschweifen, wie du dich immer wieder in der Vergangenheit findest. Vielleicht schwelgst du in schönen Erinnerungen oder bist gefangen in schmerzvollen Erfahrungen, die du in deiner Vergangenheit gemacht hast.

Das Anlegen und Abrufen von Erinnerungen besteht aus einem dreiteiligen Prozess. Zuerst werden die Informationen richtig verschlüsselt. Dann werden einzelne Elemente wahrgenommen und interpretiert. In einem zweiten Schritt werden diese in unser Kurzzeit- oder Langzeitgedächtnis überführt und dort gespeichert. Während dieses Vorgangs läuft eine sogenannte Konsolidierung (Verankerung) und in den Neuronen ein chemischer Prozess ab. Im dritten Schritt versuchen wir, die konsolidierten Informationen wiederzufinden. All das geschieht mittels einer chemischen Reaktion, die dafür sorgt, dass Neuronen sich auf eine bestimmte Weise entzünden. Dieser Prozess wird unwillkürlich in Gang gesetzt, ausgelöst durch ein Geräusch, durch einen Anblick oder einen Geruch.

Wenn du nun eine Erinnerung abrufst, läuft der gesamte Konsolidierungsprozess erneut ab. Dieser wiederum wird beeinflusst durch die Erfahrungen und Gefühle zu diesem Zeitpunkt. Jedes Mal, wenn du eine Information »archivierst«, verändert sich diese ein wenig – unter Umständen geht sie sogar verloren. Das heißt, Erinnerungen sind das Produkt von persönlicher und emotionaler Wahrnehmung in Verbindung mit einem elektrischen und chemischen Prozess im Gehirn. (Signy, 2015)

Ich möchte dir das an einem Beispiel erklären. Nehmen wir eine positive Erinnerung. Du bist mit deiner ersten Liebe zusammen, dein Herz spielt verrückt. Dein Körper ist leicht und glücklich und genießt dieses erste wunderbare Verliebtsein. Dein Gegenüber ist wunderschön in diesem Moment. Du hast nur diesen einen Gedanken, jetzt mit diesem Menschen zu verschmelzen, dass es ewig so bleiben möge. Gleichzeitig hörst du im Hintergrund einen Song, der dieses Gefühl verstärkt. Dazu nimmst du den Duft des Parfüms oder Rasierwassers deines Gegenübers wahr.

Nun wird in diesem Konsolidierungsprozess das Gefühl zusammen mit diesem Duft und der Musik abgespeichert. Was passiert nun jedes Mal, wenn du diesen Titel im Radio hörst? Es steigt die Erinnerung zu dieser gemachten Erfahrung wieder auf oder der Duft dieses ganz speziellen Parfüms. Ein Ton, ein Geruch oder auch eine visuelle Erfahrung wird gleichzeitig mit der Erinnerung verknüpft.

Wenn nun diese Erinnerung mehrfach aufgerufen wird, verändert sie sich jedes Mal ein klein wenig. Der Duft oder der Ton als Auslöser kann schwächer werden, und die Erinnerung wird nach und nach modifiziert. Das heißt, sie entspricht nicht mehr der ursprünglichen Erinnerung. So verklären wir unsere Erinnerungen. Wenn du älteren Menschen zuhörst, werden deren Erinnerungen immer farbiger, die dazugehörenden negativen Erlebnisse werden dagegen ausgeblendet und verblassen immer mehr. Gemachte Erfahrungen können jedoch niemals wiederholt werden, sie werden immer nur die Kopie einer ersten Erfahrung sein. Viele Menschen leben in der Sehnsucht, eine bereits gemachte Erfahrung um jeden Preis wiederholen zu können. Das ist nicht möglich und hält dich weiterhin in der Vergangenheit gefangen, indem du versuchst, deine Sehnsucht in die Zukunft zu projizieren.

Du bist in diesem Moment irgendwo, sei es in der Zukunft bei dem, was du dir wünschst; oder du lebst in der Vergangenheit, indem du in einer Erinnerung schwelgst, was einmal gewesen und meistens schon verändert worden ist. Egal wo, du bist keinesfalls im Jetzt, und das Wichtigste ist, dass du nicht mit deinem Körper verbunden bist. Wenn du nicht mit deinem Körper verbunden bist, kannst du auch nicht spüren, was das Richtige für dich ist.

Dein Verstand hat leichtes Spiel, Autorität zu sein und dadurch deine Entscheidungen zu prägen. Entscheidungen, die nicht aus deiner Seele heraus entstanden sind, sondern auf der Basis deiner Gedanken und deines Verstandes, immer mitgeprägt von deinem Schmerzkörper. Du bleibst in deinem vertrauten Rahmen und begrenzt dadurch deine eigene Entwicklung.

Negative Erinnerungen bringen dich in Kontakt mit deinem Schmerzkörper. Eigentlich ist es logisch, dass wir versuchen, diese zu verdrängen; denn schließlich ist es unangenehm, negative Erinnerungen im Körper zu spüren. Hier ereignet sich genau dasselbe wie bei den Sehnsüchten nach bereits gemachten Erinnerungen. Wir projizieren unsere

Gedanken in unsere Zukunft, stellen uns vor, wie es sein wird, wenn wir endlich einen neuen Partner oder die ersehnte Arbeitsstelle haben. Wir stellen uns vor, dass dann alles in unserem Leben im Lot und in Ordnung ist. Es ist genau das, was uns fehlt und was wir haben möchten. Ein paar Jahre später merkst du, dass der neue Partner sich nicht als das Erträumte entpuppt; und die neue Arbeitsstelle manifestiert nach der ersten Euphorie auch ihre Macken. Das gewünschte Haus kostet enorm viel Geld im Unterhalt, und die neuen Nachbarn sind nervig.

Viele Bücher, die zum Thema haben, wie man seine Zukunft manifestiert oder wie man seine Wünsche wahrwerden lassen kann, sind genau darauf ausgerichtet, führen jedoch meiner Meinung nach dazu, dass wir vergessen, im Jetzt und in der Liebe zu uns selbst zu leben. Bei den meisten sind es materielle Dinge, die sie sich wünschen. Wer krank ist, wünscht sich Gesundheit, wer arm ist, möchte gerne reich sein. Das ist alles legitim, nur solltest du dir die Frage stellen, warum das so ist und was dahin geführt hat.

Was ist, wenn du völlig im Jetzt lebst? Hast du das schon einmal erfahren dürfen, diese ganz kurze Zeitspanne des Jetzt? Hast den Augenblick eines Wimpernschlages gespürt? Hast deinen Körper wahrgenommen und dir die Frage gestellt, ob du deinen Körper im Jetzt aushalten kannst oder ob es schmerzt und zieht.

Richte deinen Fokus und deine Aufmerksamkeit im Jetzt nicht nur auf das Negative, sondern suche in jeder noch so schwierigen Situation den Teil, der dich stärkt. Ich weiß, es ist Zeit nötig, gerade in einer belastenden Situation das Positive zu sehen. Aber am Ende gibt es immer etwas, das positiv ist, und sei es, dass du dich durch diese negative oder eben belastende Erfahrung weiterentwickeln kannst.

Erlaube aber auch dem Schmerz in deinem Körper, in deinem Herzen und in deiner Psyche mit dir zu sprechen! Höre im Jetzt genau hin, was er dir sagen will, denn es gibt so vieles, was er dir sagen möchte. Vielleicht will er signalisieren: Ich bin müde. Ich möchte gehalten werden! Warum kümmert sich niemand um mich? Ich fühle mich einsam. Sieht niemand, was ich alles zu tragen habe und an einem Tag leiste?

Wenn du auf den Kern des Schmerzkörpers kommst, dann geht es im Grunde genommen immer um das Gleiche wie bei allen Menschen. Jeder Mensch, jedes Wesen will geliebt werden und wünscht sich diese Liebe. Es will Liebe schenken können und Liebe empfangen. Liebe ist das Zauberwort und auch die Lösung. Bevor du in der Lage bist, Liebe zu verschenken, solltest du lernen, dich selbst zu lieben. Ich glaube, es gibt kein Thema, das größeren Missverständnissen unterworfen ist, als das Thema der Selbstliebe.

Lasse zu, dass sich das, was du jetzt erfahren hast, in deinem Körper ausbreiten und jede Zelle deines Körpers infizieren darf. Beobachte deinen Verstand, wie er versucht, dich davon abzuhalten, deinen Körper, aber auch deinen Schmerz zu spüren. Lasse zu, dass du trauerst über all das, was geschehen ist, ohne dabei in Selbstmitleid zu versinken! Darum geht es nicht! Erlaube dir, darüber zu trauern, wenn du die Liebe deiner Eltern nie fühlen durftest; wenn du nie erfahren hast, was es heißt, im Vertrauen zu sein, Urvertrauen zu besitzen. Trauere über das, was du zugelassen hast, aber auch darüber, was mit dir passiert ist. Erlaube dir zu gestehen, dass du dir deines Selbst nicht sicher bist, dass du in der Außenwelt eine Maske trägst, um dich dahinter zu verstecken.

Vielleicht wirst du staunen, was mit deinem Körper geschieht, wenn du auf ihn hörst, wenn du dir erlaubst, Entscheidungen zu treffen, die gut für deinen Körper, für dein Herz und deine Seele sind, und diese Entscheidungen nicht auf Verstandesbasis zu treffen. Es ist um vieles einfacher, Entscheidungen dem Verstand zu überlassen, denn diese belassen uns in den uns bekannten Mustern, in unserer Komfortzone. Es sind Entscheidungen aus der Gewohnheit heraus, die keinen Mut erfordern. Doch es sind Entscheidungen, die den Schmerzkörper weiterhin bestärken und den Geist beschränken. Entscheidungen, die dich aus der Komfortzone herausbringen, lösen Ängste aus. Angst vor dem Unbekannten, Urängste von Verlust, Trennung oder Chaos. Die größte Urangst ist die Angst zu sterben. Was passiert, wenn ich loslasse? Ich weiß es nicht, und es ist etwas Unbekanntes. Doch das ist immer so: Wenn ich loslasse, weiß ich nicht, was dann kommt. Doch ich gehe einen Schritt nach vorne, einen ersten Schritt in Richtung Heilung.

8 | Schmerzkörper und Partnerschaft

Wie bereits beschrieben, geht der Astralkörper in Resonanz mit der Schwingung im Äußeren. Es findet eine Wechselwirkung mit deiner Umgebung statt. Was heißt das in Bezug auf Begegnungen mit anderen Menschen? Sicher hast du schon von dem Begriff Resonanz gehört. Mittlerweile gibt es einige Bücher darüber. In Resonanz zu sein, heißt, mit einer gleichen Energie mitzuschwingen. Das meint, in der Begegnung gehe ich in Resonanz mit dem Energiefeld des anderen. Ich schwinge mit.

Deine eigene Schwingung besteht aus der Grundschwingung deiner Seele und deines Schmerzkörpers und allen darin enthaltenen Mustern, Prägungen und Konditionierungen. Je nachdem wie dominant dein Schmerzkörper die Schwingung deiner Seele färbt, lernst du deine/n Partner/in auf der Basis der Schwingung deines Schmerzkörpers kennen. In der Resonanz mit einem anderen Energiefeld wird die Schwingung verstärkt. Das, was zuerst als Gleichklang wahrgenommen wird, kann sich mit der Zeit verstärken, so dass das Energiefeld angeregt wird. Wenn die Anregung zu stark ist, kann diese in einer sogenannten *Resonanzkatastrophe* enden. Ich denke, die meisten von uns haben bereits eine solche Katastrophe hinter sich. Wir lernen unsere Partner auf der Basis unseres Schmerzkörpers kennen und eher weniger auf der Basis unserer Seelenenergie. Meistens ist dies vermischt mit karmischen Verbindungen und Verstrickungen. Vielleicht beinhaltet dein Schmerzkörper viele Themen in Bezug auf Partnerschaften. Dann wird das so lange zu deinem Programm gehören, bis du dir dieser Muster und Blockierungen bewusst wirst. Ich weiß, das sind tolle Aussichten. Diese Erkenntnis hat mein Leben erst einmal auf den Kopf gestellt. Vieles ist mir klargeworden; und schließlich wusste ich, warum ich immer wieder die gleichen Partner angezogen habe.

Nach jeder gescheiterten Beziehung fasst man den Vorsatz, dass einem das nie mehr widerfahren wird. Aber ihr kennt das auch: Natürlich hat sich das Drama wiederholt! Jedes Mal war die Verpackung etwas anders, sogar die Gefühle waren neu. Je älter ich wurde, desto genauer wusste ich, was ich nicht mehr wollte. Ich war der festen Meinung, dieser Mensch ist völlig anders als der vorhergehende. Das passierte nicht einmal, nicht zweimal, sondern so lange, bis ich angefangen habe, mir meines Schmerzkörpers bewusst zu werden und diesen aufzulösen.

Das ereignet sich nicht nur in intimen Partnerschaften, sondern auch bei anderen Menschen, denen wir im Laufe des Lebens begegnen. Diese Energien sind uns vertraut. Wir wünschen uns Verbindungen, die mit der eigenen Energie, dem eigenen Denken und Fühlen im Gleichklang sind. Wir wünschen uns Menschen, die uns verstehen und uns das Gefühl von Einheit geben; oder wir ziehen eher den Gegensatz an, damit mehr Spannung in das Leben kommt. Doch im Grunde ist es das Gleiche, es ist die andere Seite der Polarität der gleichen Geschichte. Es ist desillusionierend und anstrengend. Die Auseinandersetzung mit dem eigenen Schmerzkörper ist ein wichtiger, ein intensiver, aber eben auch ein anstrengender Prozess. Doch das Gefühl, wenn die Energie in deinen Körpern ungehindert fließt, ist unbezahlbar, und irgendwann wird die Last auf deinen Schultern weniger und die Energie strahlender, dann spürst du die Liebe in dir, in jeder Zelle deines Körpers.

Wenn die Seele inkarniert, hat sie den Wunsch, als menschliches Wesen wachsen zu können und glücklich zu sein. Unseren Körper mit Liebe zu erfüllen, mit absichtsloser Liebe, die alles beinhaltet und dich umgibt; das ist es, wonach unsere Seele strebt. Genau deswegen hat sie sich entschlossen, von Neuem auf der Erde in einen Körper zu inkarnieren. Damit sie wachsen, ihr Bewusstsein entwickeln und all die Missschöpfungen, die im Laufe verschiedener Leben erschaffen wurden, auflösen kann. Sie will das Licht der Urquelle spüren, integrieren und in sich verankern.

Oft sind Partnerschaften die großen Herausforderungen und Stolperfallen in unserer Entwicklung. Meistens beginnen sie mit vielen Emotionen und vermeintlicher Liebe, werden jedoch eingegangen auf der Basis eines ähnlich schwingenden Schmerzkörpers. Wenn die chemische Reaktion des Verliebtseins langsam entschwindet, gibt es zwei Möglichkeiten. Die Partner entwickeln sich gemeinsam weiter, werden sich ihres Schmerzkörpers bewusst und können respektvoll, liebevoll und mit Bewusstheit miteinander umgehen. Die andere Möglichkeit ist, beide gehen sich immer mehr auf die »Nerven«, die Anregung der Resonanzschwingung wird zu stark und die Energien rebellieren, indem die Partner in den Widerstand gehen. Das ist der Punkt, in der die Beziehung anfängt zu kriseln und meistens in einer »Resonanz«-Katastrophe endet.

Der US-Beziehungswissenschaftler John Gottmann hat Verhaltensmuster innerhalb der Kommunikation als die vier apokalyptischen Reiter wie folgt definiert:

Kritik: Einer der Partner kritisiert den anderen unentwegt, indem er etwas Negatives über den anderen sagt und ihn schlecht macht. Diese Schuldzuweisungen und Anklagen haben ihren Höhepunkt in einer generellen Verurteilung des Partners.

Der andere geht in **Abwehr** und **Verteidigung**, das ist der zweite Reiter. Durch die Verleugnung der eigenen Anteile wird der Konflikt weiterhin am Leben erhalten, jedoch nicht gelöst.

Der dritte Reiter bringt **Verachtung** und **Geringschätzung** gegenüber dem Partner. Der Partner wird nicht mehr ernst genommen und mit Verachtung gestraft. Dies ist eine besondere Form von Machtausübung. Oft ist das der Anfang vom Ende einer Partnerschaft.

Der vierte Reiter ist der **Rückzug**. Es findet keine Kommunikation mehr statt. Ein Mensch im völligen Rückzug und Schweigen fühlt sich machtlos und stellt so den anderen kalt. Dies ist eine Schachmatt-Position.

Die Macht wird von Paartherapeuten häufig als der fünfte Reiter bezeichnet, dieser wurde jedoch von Gottmann nicht erwähnt, weil bei genauer Betrachtung das Thema Macht und Machtlosigkeit die Grundlage aller vier Reiter ist und somit die Basis eines auftretenden Konfliktes, welcher beide Partner schwächt. Doch alle Reiter haben eines gemeinsam: Beide Partner werden geschwächt, und es entsteht eine Macht/Ohnmacht-Situation, die aus dem Schmerzkörper genährt wird und diesen vergrößert.

Vielleicht kommt dir diese Beschreibung bekannt vor, und du hast diesen Ablauf in einer deiner vergangenen Beziehungen erfahren; oder du hast diese Situationen im Freundeskreis beobachten können. In der Beobachtung ist es einfacher, die Auswirkungen des Schmerzkörpers zu sehen, als das in der eigenen Beziehung möglich ist. Stelle dir vor, du bist vollkommen in der Liebe, du akzeptierst deine/n Partner/in als ein Individuum, ein Individuum, das nicht immer im Gleichklang mit deinem Denken und mit deiner Art und Weise ist. Was löst das in dir aus? Hast du genug Sicherheit in dir selbst, dass diese Vorstellung für dich völlig normal und keinesfalls beängstigend ist?

Die meisten Menschen sind auf der Suche nach einem Partner, mit dem sie im völligen Gleichklang sein dürfen. Diese Menschen möchten auf allen Ebenen von ihrem Partner verstanden werden. Und genau hier haben wir bereits das »Problem«, sie möchten **verstanden** werden. Sie möchten, dass der Partner die gleiche Denkweise hat, ähnliche Gedankengänge, das gleiche Verständnis für etwas. Doch Verstehen wird vom Verstand gebildet und hat wenig mit Liebe zu tun.

Der Verstand ist ein wunderbares Instrument, wenn es darum geht, Konzepte zu bilden, etwas zu analysieren, um uns damit das Leben zu erleichtern. Etwas, was auf Wissen besteht, zu lernen. Doch es ist wichtig, Wissen in der Erfahrung zu überprüfen, damit es nicht bleibt, was es ist, rein theoretisches Wissen. Man muss überprüfen, wie sich diese Informationen im Körper anfühlen. Leider lernen wir in der Schule nicht, was es heißt, auf unseren Körper zu hören, nachzuspüren, was Informationen in unserem Körper auslösen.

Wir sind Individuen, jeder Mensch ist in seiner Art einzigartig und so, wie er ist, völlig richtig. Damit ist es auch klar, dass eine »Information« nicht bei jedem Menschen das Gleiche auslöst und so für jeden Menschen das »Richtige« ist. Mit einem anderen Menschen völlig im Gleichklang zu sein, entspringt meistens dem Wunsch, immer wieder vom Partner bestärkt zu werden. Vielleicht weil ich meiner selbst nicht sicher bin?

Wenn du selbst sicher bist, dann wird diese Vorstellung für dich kein Problem sein. Wenn du in deinem Inneren unsicher bist und deine Gefühle auf der Basis des Schmerzkörpers reagieren, dann können sie eher Angst oder ein ungutes Gefühl auslösen. Vielleicht sind sie verbunden mit dem Gefühl, nicht zu genügen oder nichts wert zu sein, weil in deinem Energiefeld eine Blockierung ist, die dir das Gefühl gibt, nicht um deiner selbst willen geliebt zu werden, sondern nur, wenn du dich dem anderen anpasst. Damit verstärkst du das Gefühl in deinem Schmerzkörper.

Mittlerweile wurde dir immer bewusster, wie tief verankert dein Schmerzkörper ist, wie vielfältig diese Blockierungen sein können und vor allem, wie stark sie dein Leben in den verschiedensten Bereichen beeinflussen. Wir alle tragen einen Schmerzkörper in uns. Bei dem einen ist er größer, bei einem anderen kleiner, doch beeinflusst wird jeder von uns. Genau das ist einer der Gründe, weshalb wir inkarniert sind: Um unsere eigenen Blockierungen und Schmerzen im Leben aufzulösen. Unsere eigenen Missschöpfungen zu uns zurückzuholen und uns bewusst zu machen, damit wir sie auflösen können.

Wenn wir die gleiche Schwingung, aus der unser Astralkörper besteht, im Äußeren anziehen, dann ist es selbstredend, dass wir einen Partner finden, der einen ähnlichen Schmerzkörper hat. Doch genau das ist Sinn und Zweck, denn in unseren Partnerschaften haben wir ein fruchtbares Feld der Bewusstwerdung, wenn wir lernen, uns diesen Prozessen zu stellen. Auch wenn das nicht immer einfach ist: Du hast mein tiefes Mitgefühl, und meine Seele respektiert deinen Schmerz.

Oft bleiben wir in Partnerschaften so lange zusammen, wie wir die Anregung des gemeinsamen Feldes aushalten. Doch wenn der Punkt kommt, dass die Anregung zu stark wird, brechen wir aus der Beziehung aus. Die Beziehung hat nicht mehr gepasst, oder wir haben uns auseinander entwickelt, so lauten dann die Erklärungen unseres Verstandes. Eigentlich ist die Anregung unseres eigenen Schmerzkörpers zu stark geworden, und wir möchten das nicht mehr spüren, also trennen wir uns. Wir haben aber immer die Hoffnung, mit dem nächsten Partner werde das besser funktionieren.

Doch gibt es immer die Möglichkeit, dass sich beide Partner ihrer Blockaden, ihrer Muster und somit ihres Schmerzkörpers bewusst werden, sich auf den Bewusstseins-Prozess einlassen, sich den Blockaden im Energiefeld und dadurch dem Schmerzkörper stellen. Das kann ein sehr effizienter Prozess von Auflösung sein. Die Erfahrung zeigt jedoch, dass in den meisten Fällen einer der Partner anfängt, sich mit den eigenen Blockierungen auseinanderzusetzen, während der andere in seinen Mustern stecken bleibt. Auch das führt oft zu einer Trennung der Partnerschaft. Die Schwingung des Astralkörpers des einen verändert sich und ist nicht mehr im Gleichklang mit dem anderen. Dies wird als disharmonisch und störend wahrgenommen. Es passt nicht mehr.

Die ideale Variante ist: Der andere Partner folgt dem guten Beispiel des einen und öffnet sich dadurch für den eigenen Prozess. Das erfordert Bewusstsein und Geduld von beiden involvierten Personen. Oft sind wir so sehr mit dem eigenen Leben beschäftigt, dass wir diese Variante gar nicht mehr sehen können. Das Leben gibt uns das Gefühl, keine Zeit dafür zu haben.

Solange wir in einer Partnerschaft erwarten, dass dieser besondere Mensch uns glücklich macht, dass er im absoluten Gleichklang mit uns ist, solange werden wir immer wieder auf Partner treffen, welche mit der Schwingung unseres Schmerzkörpers in Resonanz gehen.

In Partnerschaften ist die Nahrung für unseren Schmerzkörper sehr vielfältig und zahlreich vorhanden. Warum ist das wohl so? Angst und Abhängigkeiten sind große Themen, die in Partnerschaften eine Rolle spielen. Viele Menschen versuchen, den anderen zu dominieren, zu kontrollieren und zu beeinflussen, einfach weil sie dieses Gefühl der Angst oder Abhängigkeit nicht spüren möchten. Die Umkehrvariante ist eine große Anpassung des einen Partners, was wiederum nicht förderlich ist, weil es nicht echt ist. Damit meine ich nicht das Eingehen von Kompromissen, denn das bedarf es in jeder Partnerschaft.

Jedes dieser Gefühle führt dazu, dass der Schmerzkörper genährt und noch größer und mächtiger wird. Nur in der Liebe fühlen wir »Gleichgültigkeit«, allerdings im Sinn von gleichwertig sein und nicht im Sinn von Ignoranz oder Ablehnung. Doch dazu müssen wir die Erfahrung spüren können, was Liebe ist und wie Liebe sich anfühlt. Sie ist ein Gefühl, das der heutigen Gesellschaft immer mehr verloren gegangen ist. Doch darum sollten wir uns ALLE bemühen: Liebe erfahren und weitergeben.

Wenn ich in Verbindung mit meiner göttlichen Urquelle bin, dann kann ich diese Liebe erfahren, dann darf ich diese »Gleichgültigkeit« spüren und bin offen für die absichtslose Liebe, die meine Seele nährt. Dann ist meine Seele in meinem Gefäß, in meinem Körper, verbunden mit mir. Wir sind hier auf Erden, um wieder zu lernen, mit der absichtslosen Liebe in Verbindung zu kommen, mit jedem unserer Erdenleben etwas mehr.

Um noch besser verstehen zu können, was der Schmerzkörper ist, vor allem aber auch, was der Schmerzkörper mit uns macht, müssen wir mehr darüber erfahren, warum, wie und wann er entstanden ist.

9 | Der Ursprung des Schmerzkörpers

Um zu verstehen, wo der »wahre« Ursprung unseres Schmerzkörpers liegt, gehen wir zurück zu den ersten Kapiteln. In der Entwicklung der Menschheit gab es die Trennung der Geschlechter – und dadurch entstand die Polarität. Ich gehe davon aus, dass dies zu einem ähnlichen Zeitpunkt war, als unser Verstand die menschliche Sprache entwickelt hat. Dazu gibt es auch in der Forschung keine schlüssigen Beweise, einfach weil es keine Aufzeichnungen dazu gibt. Es handelt sich lediglich um Thesen.

Mit der Entwicklung der menschlichen Sprache haben wir begonnen, das, was wir mit den Augen sehen können, zu benennen und zu bewerten. Indem wir etwas benennen, bekommt ein Gegenstand Kraft, und wir entwickeln ein bestimmtes Gefühl für ihn. Ein Beispiel: Du stehst vor einem schwarzen Stuhl und sagst, dass dieser schwarze Stuhl perfekt ins Ambiente passt; oder du sagst, dass dieser schwarze Stuhl düster ist. Jede dieser Aussagen löst ein völlig anderes Gefühl aus. Beim ersten Satz kann das ein gutes Gefühl von Harmonie sein, beim zweiten Satz können leichte Ängste ausgelöst werden.

Achte auf deine eigene Sprache, darauf, wie du dich ausdrückst! Deine Sprache ist ein Spiegel deiner Erfahrungen und deiner emotionalen Verknüpfungen, die du mit einem bestimmten Gegenstand hast. Gefühle an sich sind ein bestimmter Zustand. Erst wenn wir anfangen, ein Gefühl zu bewerten, wird dieser Zustand spezifiziert. Das meint, erst durch den Verstand bekommt ein bestimmtes Gefühl eine negative oder eine positive Ausrichtung. Das Gefühl gerät in die Polarität von Gut und Schlecht etc.

Abstrakt gesehen, ist Schmerz ein Gefühl. Auch Lust ist ein Gefühl und wird im Emotionalkörper gebildet. Jedes Gefühl löst unterschiedliche biochemische Reaktionen im Körper aus. Hormone überschwemmen den Körper, je nachdem wie heftig ein Gefühl ist. Der Körper stellt auf Alarm und geht in die Verkrampfung oder in die Entspannung, in ein Wohlgefühl, je nachdem welche chemischen Prozesse ausgelöst werden. Dies ist die rein körperliche Reaktion, doch das ist nur eine Ebene.

Die durch ein Gefühl oder eine Wahrnehmung ausgelöste Verkrampfung des Körpers bringt den Verstand dazu, das Geschehene zu bewerten. Nehmen wir als Beispiel eine negative Bewertung wie: »Ich fühle mich schlecht.« Aber warum verkrampft sich mein Körper? Mein Körper nimmt eine Abwehrhaltung gegenüber einer Energie ein, die mir nicht guttut. Die Verkrampfung ist die körperliche Reaktion darauf. Ist die Wahrnehmung dessen, was von außen kommt, etwas, was mein Feld inkohärent macht, dann geht mein ganzes Körpersystem in den Widerstand und gerät in Aufruhr. Diese Abwehrhaltung drückt sich als Verkrampfung in meinem Körper aus. Mit Körpersystem sind der physische Körper und sämtliche feinstofflichen Schichten gemeint.

Genau das Gleiche passiert in der Umkehrung. Kommt von außen etwas für mich Stimmiges in mein Energiefeld, öffnet und weitet es sich, und der Körper ist entspannt. Diese Prozesse sind gut zu beobachten, einerseits bei sich selbst, aber auch bei anderen. Unser feinstoffliches Feld reagiert schnell, und die Informationen sind sofort im Körper verfügbar. Diese Informationen entsprechen unserer eigenen Wahrheit. Das bedeutet, diese Informationen sind für das eigene Energiefeld kohärent oder nicht, fühlen sich gut oder schlecht an. Sie haben keine allgemeine Gültigkeit, sondern sind für jeden individuell spürbar.

Was für mein Energiefeld als stimmig wahrgenommen wird, kann für dein Energiefeld als negativ wahrgenommen werden. Jeder Mensch ist ein vollkommenes Individuum und kann niemals mit einem anderen verglichen werden, auch wenn der Mechanismus derselbe bleibt. Dies darf niemals aus den Augen verloren werden, selbst wenn das, was wir wahrnehmen, in dem Moment für dich als Individuum »wahr« ist.

Es ist so ähnlich wie das Beschreiben eines Bildes, welches du siehst. Du beschreibst das Bild wie folgt: »Ich sehe ein Segelschiff auf dem Meer, der Himmel ist blau und das Meer hat einen grünlichen Schimmer.« Ich sehe das gleiche Bild und beschreibe dieses so: »Der Himmel ist hellblau, gegen den Horizont wirkt der Himmel etwas rosa. Das Segelschiff ist aus Holz, und es segelt leicht über das Meer und hinterlässt eine Spur von weißer Gischt. Das Meer ist dunkelblau mit türkisfarbigen Flecken und weißen Schaumkronen.«

Wir haben beide dasselbe Bild beschrieben, jedoch auf eine völlig unterschiedliche Art. Weil wir beide eine völlig unterschiedliche Art des Sehens haben. Unser Verstand beschreibt ein Bild und gleicht es mit unseren bereits gemachten Erfahrungen ab. Vielleicht bist du noch nie gesegelt und siehst nur das, was dieses vordergründige Bild zeigt.

Ich bin schon mehrfach auf der Adria gesegelt und verbinde das, was ich sehe, mit meinen Erfahrungen. Das meint, dass ich Dinge sehe, die mit dem Segeln zu tun haben, und dann beschreibe ich diese. Mein Verstand erzeugt die Bilder anders, als es dein Verstand macht, weil wir unterschiedliche Erfahrungen in uns angelegt haben. Jetzt kommen noch Gefühle mit ins Spiel. Vielleicht bist du einmal auf einem Schiff gefahren, dir ist übel geworden und nun hat ein Schiff schon von Grund auf für dich eine negative Ausstrahlung.

Ich habe sehr viele schöne Momente beim Segeln erlebt. Natur, Ruhe, das Gefühl der Freiheit und Losgelöstheit. Das heißt, bei mir ist das Bild des Segelschiffes positiv verankert und löst ein gutes Gefühl aus. Dadurch erzeugt mein Verstand ein völlig anderes Bild, als dies vielleicht dein Verstand tut. Das ist ein Beispiel, wie unterschiedlich eine Beschreibung und eine Wahrnehmung sein können. Es ist völlig individuell, und es ist wichtig, uns dessen bewusst zu sein. Unser eigenes Sehen hat mit der visuellen Wahrnehmung und der damit verbundenen Verarbeitung zu tun. Diese wird beeinflusst von unseren Erfahrungen. Deshalb sind unterschiedliche Beschreibungen von ein und demselben Bild möglich. Das Gleiche kann dir auch bei ein und derselben Situation im Alltag widerfahren. Das hat nichts damit zu tun, dass der andere etwas völlig anderes sieht, sondern es wird von ihm nur anders verarbeitet. Das Bewusstsein über diese Zusammenhänge könnte vielen Diskussionen die Spitze nehmen.

Nun gibt es Reaktionen des Körpers, die sich auf der Basis des Schmerzkörpers ereignen und wenig mit einer Situation oder unserer Seele gemeinsam haben. Alles, was wir in unserem Schmerzkörper gespeichert haben, kann die Wahrnehmung für die eigene Seele eintrüben. Das heißt, der Schmerzkörper ist oft dominanter als das eigene Energiefeld, solange wir uns unseres Schmerzkörpers nicht bewusst sind.

Jedes bereits empfundene und gelebte Gefühl ist in deinem Astralkörper enthalten. Das meint, der Astralkörper hat zusätzlich zu deiner Ur-Astralsubstanz eine zusätzliche Information erhalten, die deinen Astralkörper verändert. Damit du dir das vorstellen kannst, kannst du dir weiße Kleidung vorstellen. Jede Erfahrung färbt deinen Astralkörper mit neuen Informationen. Deine weiße Kleidung hat ein neues Muster erhalten. Vielleicht hast du nun mitten auf der Brust ein leuchtendes Herz erhalten, oder in deinem Rücken sind plötzlich Flecken, die eher trübe und dunkel sind. Mit der ersten Erfahrung sind diese Flecken noch schwach und blass, doch mit jeder Erfahrung, die auf der gleichen Basis gemacht wird, werden diese Flecken immer dichter und stärker. Je stärker diese werden, desto nachhaltiger werden sie dich prägen und in deinem Leben beeinflussen, ob du dir dessen bewusst bist oder nicht.

Das leuchtende Herz mitten auf deiner Brust wird mit jeder schönen und liebevollen Erfahrung leuchtender, stärker und bekommt immer mehr Kraft. Es gibt dir innere Stärke und führt dazu, dass du mit Menschen in Kontakt kommst, die liebevoll sind und aus dem Herzen leben. Sie haben gelernt, dass es unterschiedliche Menschen gibt. Sie wissen, dass Menschen unterschiedliche Meinungen haben können; und doch respektieren sie diese Menschen.

Mit dem leuchtenden Herzen auf deiner Brust entwickelst du automatisch auch deine eigenen Herzqualitäten, denn du hast erfahren, wie schön es ist, diese Energie in deinem Energiefeld zu spüren. Wenn dir bewusst wird, wie stark der Einfluss deines eigenen Energiefeldes auf dich, aber auch auf dein Umfeld ist, kannst du beginnen, dich anders bei Begegnungen zu verhalten, aber auch im Umgang mit dir selbst.

Um zu verstehen, wie der Schmerzkörper entstanden ist, müssen wir weit zurückgehen. Jede Inkarnation, die dein Ego durchläuft – oder vielleicht ist »erfährt« das passendere Wort dafür – ist mit unterschiedlichen »Aufgaben« verbunden. Grundsätzlich haben wir die Aufgabe, im Leben glücklich zu sein, die Liebe in uns zu entwickeln, die Liebe zur Natur und dessen, was sie ausmacht, aber auch die Liebe zu Menschen und zu sich selbst.

Nun kommen wir auf die Welt, und unsere Seele hat sich die optimalen Bedingungen dazu ausgesucht, um etwas Neues zu lernen oder zu erfahren: Die Umgebung, unsere Eltern und alles, was dazu gehört. Doch wir sind menschliche Wesen und keine Götter, das heißt, wir wissen nicht, wie die Menschen mit dem, was ihnen im Leben begegnet, umgegangen sind. Haben sie immer darauf gehört, was das Beste für ihre Seele ist? Wohl kaum, denn je höher das Denken entwickelt worden ist, desto stärker wurde der Einfluss des Verstandes.

Natürlich hat der Verstand auch seine guten Seiten. Er kann dabei nützlich sein, ein Problem analytisch zu lösen oder ein Konzept zu erstellen. Aber stelle dir einmal vor, dein Verstand mischt sich in deine Herzensentscheidungen ein. Wie oft wurden beispielsweise sogenannte Vernunftehen geschlossen? Gerade in früheren Zeiten mussten oft Ländereien zusammengeführt werden. Firmeninteressen wurden gewahrt, indem die Tochter des einen mit dem Sohn des anderen Unternehmers verheiratet wurde. Solche Liebesdramen können in der Geschichte endlos gefunden werden. Das alles waren Entscheidungen auf der Basis des Verstandes und einer materiellen Ausrichtung und hatten wenig mit der Seele zu tun.

Nehmen wir das Beispiel einer unglücklichen Heirat. Vielleicht hatte die Tochter bereits einen Mann an ihrer Seite, den sie von ganzem Herzen liebte, musste aber schließlich einen anderen Mann heiraten, weil ihre Eltern es von ihr forderten. Sie hatte weder den Mut noch die Kraft, ihren Eltern entgegenzutreten, auch wenn sie genau wusste, sie würde zutiefst unglücklich mit ihrem Ehemann werden. Ihre Seele hat das ganze Leben lang über die verpasste Liebe getrauert. Diese Trauer stand immer zwischen den Eheleuten, doch keiner von beiden hatte den Mut, diese Verbindung zu lösen.

Die Trauer über die verpasste Liebe hat sich im Feld der Frau tief eingegraben. Sie hat ihr Feld das ganze Leben geschwächt, vielleicht ist sie sogar mit der Zeit leidend geworden. Ihr ganzes Feld ist durch diese unglückliche Verbindung in ein Ungleichgewicht geraten und war nicht mehr in einer kohärenten (klar ausgerichteten) Schwingung.

Diese Trauer hat sich mit der Zeit im Feld eingekapselt und ist mit jedem Jahr etwas dichter geworden.

Damit sie ihr Leben doch noch einigermaßen zufrieden führen konnte, hat sie angefangen, diese Trauer zu verdrängen. Diese Trauer im Energiefeld ist dadurch zu einem regelrechten Leuchtpunkt geworden. Der Verstand hat realisiert, dass dieser Schmerz, den die Trauer hervorgerufen hat, ihm die Möglichkeit gibt, Einfluss auf die Frau zu erlangen. Das heißt, um die Trauer zukünftig zu vermeiden, wurden keine Entscheidungen mehr getroffen, die auf der Basis des Körpers waren, sondern es wurden zukünftig nur noch Entscheidungen getroffen, die auf der Basis des Verstandes geschahen und vermieden, diese Trauer wieder spüren zu können.

Das führte dazu, dass die Trauer um den Verlust der Liebe in diesem Leben nicht mehr verarbeitet und aufgelöst wurde, sondern im Energiefeld eingekapselt worden ist. Dies blieb so bis zum Tode dieser Frau. Die Seele hat im Sterben diesen Anteil mitgenommen und wird ihn auch bei der nächsten Inkarnation wieder zurückbringen. Damit sie diesen Anteil in ihrem Feld auflösen kann, werden ihr in der neuen Inkarnation verschiedene Möglichkeiten geboten, die sie darauf aufmerksam machen.

Wenn wir hier wieder das Beispiel der weißen Kleidung benutzen, ist diese, wenn wir auf die Welt kommen, nicht mehr makellos weiß. Sie hat bereits verschiedene Muster. Das Herz auf der Brust leuchtet nicht, weil Trauer und Unglück die Leuchtkraft des Herzens geschwächt haben. Die Flecken auf dem Rücken sind bereits sichtbar; noch nicht stark, aber die Konturen sind schon zu erkennen. Die Konturen sind da, damit wir in unserer neuen Inkarnation daran erinnert werden, dass es Anteile in uns, in unserem Energiefeld gibt, die noch nicht gelöst worden sind.

Damit wir diese nicht vergessen, suchen wir uns in unserer neuen Inkarnation wieder ähnliche Situationen. Dadurch kommen wir in den gleichen Schmerz, den wir empfunden haben, als die Konturen entstanden sind. Wir werden darauf aufmerksam gemacht, dass da etwas ist, was dich schwächt, etwas, das du nicht integriert hast. Ein Gefühl, ein innerer Schmerz, ein Schmerz, der gesehen werden möchte und deine Aufmerksamkeit fordert. Er möchte anerkannt werden als das, was er ist. Der Schmerz, dieses Gefühl der Trauer oder der Machtlosigkeit, möchte gelebt werden, ohne dass du darin versinkst.

Der Mensch ist leider von Natur aus bequem, das führt dazu, dass er erst hinschaut, wenn etwas schwierig und leidvoll ist. Das Bewusstsein für etwas entsteht oft erst dann. Das heißt, die Frau wird vermutlich im neuen Leben eine ähnliche Situation anziehen. Also wird sie eine Ehe mit einem Menschen eingehen, den sie nicht wirklich liebt, oder mit einem Menschen, der bereits gebunden ist. Der Verstand interpretiert das als Unglück: Es ist mir nicht vergönnt, eine Liebe zu finden, die zu mir passt.

Ich fühle mich schlecht. Ich fange an, mich selbst zu verurteilen, und suche nach Gründen, warum nie etwas funktioniert. Der Verstand wird ganz viele Gründe finden, warum das passiert. Ich bin ein Pechvogel. Ich bin nicht schön genug. Ich habe es nicht verdient, geliebt zu werden. Der ursprüngliche Punkt der Trauer im Energiefeld wird nun größer, und es bilden sich neue Punkte. Der ursprüngliche Punkt der Trauer ist immer noch da und wird nun von Neuem überlagert und dominiert.

Es ist gerade so, als ob mit jeder neuen Erfahrung Schicht um Schicht darüber gelegt werden. Der Ursprung oder die erste Erfahrung, die dazu geführt haben, werden nach und nach vergessen, weil die Schichten immer dichter und kompakter werden.

Die Flecken auf dem weißen Kleid werden immer dominanter, und so verschwindet mit der Zeit das Strahlende aus diesem Kleid. Das schlägt sich auf unser Gemüt nieder und ist ein Nährboden für Verstimmungen, schlechte Laune, Aggression oder Depression. Irgendwann werden diese Gemütszustände so stark und dominant, dass sie auch als Schmerz im grobstofflichen Körper wahrgenommen werden können. Die astrale Materie im Emotionalkörper hat eine Wechselwirkung mit den anderen feinstofflichen Körpern und verändert auch diese. Je mehr Schichten sich darauf türmen, desto stärker verändert sich das Energiefeld und beeinflusst dein Leben.

Der Energiefluss deines Körpers wird durch die optimale Verteilung deiner Energien in den Chakras gewährleistet. Wenn diese feinstofflichen Kanäle verstopft oder verunreinigt sind, funktioniert der Energiefluss nicht mehr einwandfrei. Zum psychischen Schmerz entsteht jetzt auch noch körperlicher Schmerz, der meistens zu Beginn ohne Ursache ist. Mittlerweile kennen wir ganz viele Krankheiten, die so unterschiedliche Symptome produzieren. Um den Menschen zu beruhigen, bekommen sie Namen. Wusstest du, dass es schon ungefähr dreihundertfünfzig verschiedene rheumatische Erkrankungen gibt?

Wenn du körperlichen Schmerz fühlst, kann dein Mentalkörper durch das Denken dein negatives Gefühl verstärken, sodass der Schmerz noch größer wird. Auch das kann eine Wechselwirkung provozieren. Sobald du den kleinsten Schmerz in deinem Körper spürst, werden sofort die dazugehörigen Gefühle von Angst und Ohnmacht wachgerufen. Wie angenehm ist es dann, der »Krankheit« einen Namen zu geben. Du wirst zukünftig versuchen, diese Form von Schmerz zu vermeiden. Vielleicht nimmst du Schmerzmittel, weil du diesen Schmerz nicht mehr spüren möchtest. Die Unterdrückung wird größer und größer. Wie wäre es, wenn du versuchst herauszufinden, welcher emotionale Schmerz hinter deinem körperlichen Schmerz steckt?

Wir neigen dazu, Entscheidungen auf der Basis des Verstandes und nicht auf der Basis und der Intelligenz des Körpers zu treffen, und wundern uns, weshalb der Körper immer stärker rebelliert. Viele sind unglücklich bei ihrer Arbeit. Sie bleiben in Situationen, die sie schwächen, obwohl sie wissen, dass sie etwas ändern sollten.

Meistens steckt Angst dahinter, etwas zu verlieren, nicht mehr den gleichen Lebensstandard pflegen zu können und dadurch nicht mehr einer bestimmten Gruppe zugehörig sein zu können. Doch das hat nichts mit dem zu tun, was deinem Körper guttut, was den Körper und die Seele nährt. Frage dich einmal selbst: Bist du bereit, etwas zu verändern, Dinge loszulassen, um wieder mehr in Kontakt mit dir selber zu sein? Oder spürst schon gar nicht mehr, wer du eigentlich bist und was deine Seele gerne möchte? Sich für die Seele zu entscheiden, erfordert Mut.

Einen Teil deines Schmerzes hast du mit in dieses Leben genommen, doch du hast irgendwann in deinen verschiedenen Inkarnationen die Ursache dafür gelegt. Wenn du akzeptieren kannst, dass du der Verursacher bist und es keinen Schuldigen gibt, dann kannst du anfangen, eine neue Grundlage zu schaffen. Diese neue Ebene kann der Beginn sein, den Fleck auf deinem weißen Kleid aufzulösen, damit sich deine Traurigkeit wieder in Freude verwandeln, sich deine Intuition und die Intelligenz deines Körpers wieder beweisen kann. Dein weißes Kleid darf nach und nach wieder strahlend schön werden. Es kann eine Schönheit zutage fördern, die magnetisch wirkt und andere Menschen anzieht.

Ich weiß, es ist nicht so einfach zu verstehen, dass du der Verursacher deiner eigenen Schmerzen und deiner eigenen Blockierungen bist. Für Menschen mit einem »schweren« Schicksal ist es schwierig, das so einfach akzeptieren zu können. Doch es ist in diesem Moment unsere menschliche Natur, die schlecht damit umgehen kann, und nicht unsere Seele. Wenn wir inkarnieren, verlieren wir den Zugang zu unserer Intuition und zu Informationen vergangener Leben schon sehr früh. Zwar gibt es Menschen, die diese Erinnerungen nicht verlieren, doch das ist eher die Ausnahme.

Im Menschsein betrachten wir unser Leben in der Polarität. Es gibt Gut und Schlecht. Es gibt Schmerz und Freude. Wir haben den Zugang zur momentanen Erfahrung und vergessen, dass es eine Inkarnation gibt, in der auch wir Leid und Schmerz verbreitet haben. Damit das Gleichgewicht wiederhergestellt werden kann, ist es in vielen Fällen notwendig, dass auch wir die Erfahrung von Schmerz machen können, damit sich das Bewusstsein entwickeln kann. Das Wissen darum mindert den Schmerz in uns nicht, doch wenn ich mich damit befasse, bekommt er einen anderen Sinn, und ich kann besser damit umgehen.

Du weißt jetzt, dass einiges bereits im feinstofflichen Feld enthalten ist, wenn du neu auf der Erde inkarnierst. Dies sind Muster und Programmierungen, die dich maßgeblich im Leben beeinflussen und deine Erfahrungen mitprägen. Doch es gibt noch einen weiteren Aspekt, den wir miteinbeziehen sollten, wenn wir über den Schmerzkörper sprechen. Es existieren auch Informationen aus dem Ahnenfeld, die wir in unseren Zellen tragen.

10 | Der Schmerzkörper und das Ahnenfeld

Du hast dir deine Familie selbst ausgesucht, damit sie mit deinem Seelenanliegen übereinstimmt und du optimale Bedingungen für deine neue Inkarnation antriffst. Vielleicht kommt jetzt dein Einwand, dass deine Familie nicht nur aus deinen Eltern und Geschwistern besteht, sondern es noch die Großeltern, die Urgroßeltern und so weiter gibt. Ja, das ist völlig richtig. Auch deine Eltern tragen in sich alle ihre Vorfahren mit allen Vererbungen auf materieller Ebene. Im Erbgut sind nicht nur die körperlichen Eigenheiten enthalten, sondern gleichzeitig werden auch Verhaltensweisen und Blockierungen mitvererbt. Das heißt, deine Seele bekommt auch hier für deine Inkarnation die bestmögliche Voraussetzung, um dein eigenes Programm erfüllen zu können. Das hört sich vielleicht etwas hart oder desillusionierend an, ist aber Teil unserer Inkarnations-Ausgangslage.

Verschiedene Kulturen gehen davon aus, dass wir die »Sünden« unserer Ahnen »erben«, um diese erlösen zu können. Auch in den der christlichen Tradition gibt es die Begrifflichkeit der *Sieben Erbsünden.* Die Veden gehen davon aus, dass wir über sieben Generationen geprägt werden. Das heißt, dass Blockierungen und Programme von sieben Generationen auf uns einwirken, sei es feinstofflicher, psychischer, aber auch physischer Art. Die Auswirkungen von Blockierungen in der Ahnenlinie habe ich in der Auseinandersetzung mit meinem eigenen Schmerzkörper sowie in der Arbeit mit meinen Klienten immer wieder erfahren können.

Im Moment der Zeugung werden wir ein Teil unserer Ahnenlinie. Das bedeutet, wir tragen Bausteine von sieben Generationen in uns, wenn diese für die eigene Entwicklung unserer Seele wichtig sind. Nicht für jeden Menschen haben diese die gleiche Wichtigkeit. Für die einen mehr, für die anderen weniger – je nachdem welche Themen in dieser Inkarnation erlöst werden können. Diese Programme aus den Ahnenlinien sind ebenfalls tief in unserem Schmerzkörper verankert. Sie stecken in unseren Zellen, in unserem Körper und in den feinstofflichen Schichten und stören den Fluss unseres Energiesystems.

Doch wir bekommen durch unsere Ahnenreihe nicht nur Blockierungen mit auf den Weg, sondern auch eine große Kraft, die uns zur Verfügung steht. Für viele ist der Fluss der Ahnenkraft gestört, weil in den vergangenen Ahnenreihen Unrecht entstanden ist. Hier geht es um ein Ungleichgewicht oder Ungerechtigkeiten, welche aufgedeckt werden möchten. Das heißt, sie möchten ans Licht, damit sie so angeschaut werden, dass ein entstandenes Unrecht gelöst und wieder ins Gleichgewicht gebracht werden kann.

Welche Bedeutung haben unsere Ahnen und Vorfahren? Viele werden in eine Familie geboren, in der sie durch Themen wie Macht und Ohnmacht, Sucht und Gewalt, aber auch Mangel an Liebe und Zuneigung, Ungerechtigkeiten und vieles mehr vor große Herausforderungen gestellt werden. Neid und Konkurrenzverhalten innerhalb der Familie ist vielen Menschen in der einen oder anderen Auswirkung bekannt. Menschen werden von der Familie ausgestoßen, weil sie sich anders verhalten, als das der Rest der Familie gerne hätte. Das Thema der Spaltung ist allgegenwärtig. Es findet in Familien statt, im Freundeskreis, mittlerweile auch auf globaler Ebene. Spaltung oder Ausgestoßenwerden aus einem Kreis ist für ein Individuum schwächend. Gerade innerhalb einer Familie ist dies schädigend für die Entwicklung der ganzen Gruppe, aber auch für den Einzelnen.

Dann gibt es andere, die werden von ihrer Familie beschützt, behütet und gefördert. Es ist interessant, sich im Kollektiv umzusehen, wie Familien funktionieren oder welche Familien als sehr stark empfunden werden. Das sind Familien, die geschlossen zusammenstehen und dadurch eine enorme Kraft in sich tragen, um sich gegen »Feinde« zur Wehr zu setzen. Einer steht für den anderen ein, und das ist es, was Stärke verleiht. Nur leider ist das immer seltener der Fall. Es gibt viele sogenannte Patchwork-Familien. Sie bestehen aus geschiedenen Paaren, die sich wieder neu verheiraten, beide bringen Kinder mit in die neue Partnerschaft, und es entsteht ein völlig neues Konstrukt, das nicht immer so einfach zu bewältigen ist. Es ist eher selten, dass die vorherigen Partner homogen miteinbezogen sind, meistens werden sie aus diesem neuen Feld ausgeschlossen. Das ist für die Kinder nicht so einfach zu bewältigen. Die Kraft ihres Ahnenfeldes wird dadurch geschwächt.

Diese Schwächung ist deutlich an unserer Gesellschaft zu sehen. Viele Menschen spüren ihre Wurzeln nicht mehr. Eltern, die jetzt Kinder haben, sind damit beschäftigt, ihren wirtschaftlichen Erfolg und materiellen Luxus auszubauen und haben keine Zeit, sich mit ihrer eigenen Entwicklung auseinanderzusetzen. Die Erziehung der Kinder ist anstrengend, und das Fehlen der eigenen Wurzeln prägt auch die Kinder. Spürbar wird das als Überforderung auf vielen Ebenen. Dazu kommt die immer größer werdende Informationsflut auf allen Ebenen. Viele Menschen fühlen sich von diesen Einflüssen überfordert und finden keine Ruhe mehr.

Erinnerungen an Krieg und Mangel waren und sind in den Zellen unserer Eltern und Großeltern gespeichert. Jede Generation hat ihre eigenen Herausforderungen, um zu wachsen; und ich vermute, jede Generation hat das Gefühl, dass sie es schwerer hat als die vorangegangene Generation. Objektiv gesehen, kämpft jede Generation mit ihren eigenen Schwierigkeiten; und genau das ist das Herausfordernde am Leben – für jeden Einzelnen, aber auch für das Kollektiv. Nur so kann die Gesellschaft wachsen, sich verändern und weiterentwickeln. Die wenigsten Menschen sind in der Lage, ohne Herausforderungen zu wachsen und sich zu entfalten. Es scheint der Antrieb zu fehlen, und Wachstum ist oft erst unter Leidensdruck möglich.

Wenn du die Einstellung zu deinen Herausforderungen verändern kannst, kann dir das einiges an Schwerem abnehmen. Richte deine Augen und deine Energien nicht auf die Schwierigkeiten, sondern auf das, was sie bei dir ausgelöst haben; denn genau diese Schwierigkeiten haben zu deiner Entwicklung in deinem persönlichen Leben beigetragen und führen somit auch zu einer Entwicklung des Kollektivs, weil du ein Teil davon bist.

Du bist in deine Familie hineingeboren, weil sie Teil deiner Entwicklung ist, weil sie dir deine Muster und Programmierungen, die Teil deines Schmerzkörpers sind, bewusst machen kann. Es geht immer um das Gleiche: Eine Blockierung zu lösen, aufzulösen oder zu erlösen, je nachdem welchen Blickwinkel du einnimmst. Deine Seele hat sich entschlossen, ein bestimmtes Thema jetzt zu erlösen, damit sich das Bewusstsein ausdehnen kann; sodass es jetzt möglich wird, deine Schwingung zu erhöhen und die Verbindung zum Licht und zu der absichtslosen Liebe zu stärken. Alles Unerlöste erzeugt niedrige Frequenzen.

Stelle dir einen Regentropfen vor! Dieser Tropfen fällt in einen See und breitet sich aus. Irgendwann hat er sich so weit ausgebreitet und endlose Kreise gezogen, dass dieser Tropfen ein Teil des Sees wird. Mit der Energie ist es das Gleiche. Wenn du durch das Auflösen von Blockaden die Schwingung erhöhen kannst, zieht auch diese Schwingung weite Kreise, und die Schwingung deines Energiefeldes darf sich erhöhen. Dies hat einen direkten Einfluss auf die Schwingung deiner ganzen Seelenfamilie, auch deiner irdischen Familie und deiner Ahnen.

Die Blockaden aus dem Ahnenfeld, die dir über die Zellen und die genetische Prägung weitergegeben wurden, haften an dir. Es ist wie ein großer energetischer Schweif, der alle Informationen über deine Familie, die positiven wie auch die negativen, in sich trägt. Darin enthalten sind alle Informationen deiner Ahnen und Vorfahren. Diese Blockierungen aus dem Ahnenfeld können so richtig »klebrig« sein und an dir haften. Weil sie aus dem Familienfeld stammen, sind es oft sehr hartnäckige Muster und Programmierungen.

Blockierungen, die aus dem Familienfeld kommen, sind für viele schwieriger zu lösen. Aus Angst vor dem Ausgeschlossensein werden schneller Kompromisse geschlossen. Oft geht man mit »fremden« Menschen klarer und offener um als mit den eigenen Familienangehörigen. Als Kind hast du keine andere Wahl, als dich mit deinen Eltern gutzustellen, denn du bist von ihnen abhängig. Im Normalfall sind es deine Eltern, die als Erstes für dich sorgen, die dich hegen und nähren. Das wäre der übliche Weg, doch ist das in vielen Familien leider nicht so.

Wenn du Blockaden, die aus deinem Familienfeld und deiner Gruppe kommen, in deinem Energiefeld löst und heilst, dann hat das einen energetischen Einfluss auf das ganze Familienfeld und gleichzeitig auch auf das Energiefeld deiner Ahnen. Denke an den Regentropfen, der sich ausbreitet und weite Kreise zieht, weil sich die Information im Familienfeld verändert! Viele Themen aus dem Ahnenstamm betreffen mehrere Mitglieder einer Familie und nicht nur das einzelne Individuum. Meistens sind diese Themen offensichtlicher und deutlicher zu sehen. Das liegt daran, dass der ganze Stamm einen eigenen Schmerzkörper hat. Dies im Detail zu erklären, würde jedoch den Rahmen dieses Buches sprengen. Doch weil diese Themen offensichtlich sind, besteht die Gefahr, dass sie gerne als selbstverständlich und »normal« angesehen werden.

Lerne, bewusster hinzusehen, mit wachen Augen zu sehen, was in deinem Familienfeld offensichtlich ist. Ich nehme als Beispiel mein eigenes Familienfeld. Ich bin als sechstes von sieben Mädchen geboren. Also gibt es ausschließlich weibliche Nachkommen meiner Eltern. Bei sieben Kindern ist das doch eher ungewöhnlich, und ich habe mir Gedanken darüber gemacht, was diese weiblichen Nachkommen repräsentieren. Eine geballte Kraft an Weiblichkeit? Doch sind wir wirklich weiblich? Weiblichkeit hat zu tun mit Sanftheit, mit Aufnehmen. Weiblichkeit heißt, zu empfangen, Beziehungen zu schaffen und auszugleichen.

Weibliches oder männliches Verhalten wird durch hormonelle Vorgänge im Körper gesteuert. In Stresssituationen schüttet der Körper Oxytocin aus, ein Hormon, das eine beruhigende, aber auch beziehungsfördernde Wirkung hat. Es wird im Gehirn gebildet und hat einen starken Einfluss bei der Geburt. Es fördert die Kontraktionen der Gebärmutter, sodass der Geburtsvorgang eingeleitet wird und nach der Geburt eine Verbindung zum Kind aufgebaut wird. Das weibliche Östrogen verstärkt diesen Stoff und somit die beruhigende Wirkung. Das männliche Testosteron schwächt eher, was zu dem typischen, eher aggressiven Verhalten führt. (Wikipedia)

Haben wir dieses weibliche Verhalten in der Familie gelernt? Ich denke eher nicht. Meine Mutter führte einen Geschäftshaushalt, sie hat das Haus, das Geschäft und die sieben Kinder gemanagt. Da blieb wenig Zeit, um Beziehungen zu pflegen. Wen wundert es, dass sie ein eher kontrollierendes, männlich-aggressives Verhalten gezeigt hat? Die meisten meiner Geschwister waren alleinerziehend, also hat sich das Ganze wiederholt. In unserer Familie fehlt das weibliche Verhalten, die weibliche Komponente. Wurden deswegen nur weibliche Nachkommen geboren, damit das sichtbar werden darf?

Da mich meine Vorfahren immer interessiert haben, habe ich mich vor Jahren intensiv mit ihnen auseinandergesetzt und irgendwann festgestellt, dass eine Vorfahrin väterlicherseits, so um das 17. Jahrhundert herum, alleinlebend mit einem Kind aufgeführt wurde. Später hat sie geheiratet. Hat es vielleicht damit zu tun, dass wir weiblichen Nachkommen unsere Kinder mehr oder weniger allein großgezogen haben? Hat das gar nicht nur mit uns selbst oder unseren Eltern zu tun, sondern wirken hier Energien, die um vieles älter sind, als ich es mir vorstellen kann?

Alle diese Fragen haben dazu geführt, dass ich mich intensiv mit dem Ahnenthema auseinandergesetzt habe. Schon als Kind spürte ich, dass es etwas gibt, was mich unbewusst beeinflusste. War es dieses Thema, was uns in Wirklichkeit miteinander verbunden hat, jetzt in dieser Familie zu inkarnieren, damit wir das offensichtliche »sehen« und diese Blockierungen lösen können? Vielleicht erinnerst du dich noch an das Kapitel über den Astralkörper. Dein Astralkörper zieht im Äußeren die gleiche Astralmaterie an. Da dein Schmerzkörper aus Astralenergie ist, holst du dir außen, was ihm innerlich entspricht. Das ist das Gesetz der Resonanz: Du ziehst das an, was in dir ist.

Das bedeutet, dass meine Mutter ähnliche Themen in ihrem Ahnenstamm hatte. Also hat sie sich vom Vater angezogen gefühlt. Ging es darum, das Thema sichtbar zu machen und dadurch zu lösen? Wenn etwas an die Oberfläche kommt, dadurch ins Bewusstsein tritt, wird es sichtbar und die Heilung darf beginnen. Es geht um Wahrnehmung und nicht um Mitleid. Es geht um Respekt und Mitgefühl für das Schicksal dieser Urahnin. Das ist ein großer Unterschied; denn im Mitleiden machst du ihr Thema zu deinem, und das ist nicht das, was dir guttut. Zu dieser Zeit war es das Einfachste, einen Mann zu heiraten, um wieder in die Gesellschaft aufgenommen zu werden. Wie tief muss ihr Leid gewesen sein, dass es so lange im Ahnenstamm nachwirkt?

Es sind diese Verstrickungen, die das Leben erschweren und richtig anstrengend sind. Gerade da, wo es um die eigene Familie geht, ist der Schmerz am intensivsten und hat den größten Einfluss auf unser Leben. Doch deine Seele hat sich entschieden, in die Familie zu inkarnieren, in der deine Blockierungen und dein Schmerzkörper die nötige Aufmerksamkeit bekommen, so dass die Chance besteht, sie endgültig aufzulösen. Damit sich deine Seele befreien kann und inneren Frieden findet.

Doch sei dir bewusst, dass Muster, die so tief in deinen Zellen sitzen, auch Zeit brauchen, bis sie vollständig gelöst sind. Eine Zelle benötigt sieben Jahre für ihre Erneuerung, ein Prozess, der nicht beschleunigt werden kann. Das Gras wächst auch nicht schneller, wenn du daran ziehst. Es braucht Zeit, bis die Zellen in deinem Körper all das Alte loslassen können, denn das Alte hat dich geraume Zeit begleitet. Ein individueller Prozess, dem du dich hingeben kannst, nicht mehr und nicht weniger. Es gibt nichts zu tun, als diesen Prozess liebevoll anzunehmen.

Auch die Informationen von deinem Ahnenfeld prägen dich und beeinflussen deine Gefühle, dadurch auch deine Gedanken und letztlich dein Tun. Die meisten bemerken nur nicht, dass viele ihrer Handlungen von den Informationen des Ahnenfeldes geprägt sind; denn auch diese Verknüpfungen und Verbindungen steuern einen großen Teil des Lebens und gehören zu uns, als Teil unseres Schmerzkörpers.

Oft entstehen Situationen im Leben, in denen du das Gefühl hast, dich immer wieder im Kreis zu drehen. Es ist gerade so, als ob ein unsichtbares Gummiband dich davon abhält, Dinge zu tun, die du wirklich möchtest; oder du legst dir Steine in den Weg, um dich am Vorwärtsgehen zu hindern. Du boykottierst dich selbst. Du erzeugst Situationen, die dich abhalten, erfolgreich zu sein oder gute Beziehungen einzugehen oder dich auf einem bestimmten Gebiet weiterzuentwickeln. Die Liste der Selbstsabotage ist endlos lang.

Dazu hast du dir Glaubenssätze erschaffen sowie Konditionierungen und Programmierungen gespeichert. Die meisten sind bereits in der frühesten Kindheit entstanden. Sie werden von Ahnenreihe zu Ahnenreihe weitergegeben, so lange bis du dir ihrer bewusst wirst. Deshalb ist es so wichtig, dass du erkennst, was du aus deinem Ahnenfeld lernen sollst. Es reicht nicht, wenn du einfach zu dir sagst: »Ich gehe jetzt aus diesem Feld heraus!« Es braucht mehr dazu. Du musst wahrnehmen und erkennen, was dich mit deinem Ahnenfeld verbindet und wie du verstrickt bist, damit die Erfahrung gelöst werden kann.

Wenn du erkennen kannst, in welcher Art du mit deinem Ahnenfeld verstrickt bist, kann Heilung und Befreiung stattfinden. Hier geht es nicht um irgendwelche Gewohnheiten, sondern es geht um tiefgreifende Verbindungen, die seit vielen Generationen bestehen. Dieses Feld ist ein eigener Organismus mit einem eigenen Schmerzkörper und Bewusstsein. Das heißt, wenn du als Teil dieses Organismus etwas veränderst, dann hat es Auswirkungen auf das ganze Feld.

Die Themen sind im Grunde immer die gleichen: Menschen, die zu wenig Liebe erfahren haben und nicht in der Lage sind, Liebe weiterzugeben. Das macht es aus, dadurch entsteht ein Ungleichgewicht, das ausgeglichen werden soll. Das wiederum wäre die weibliche Art – auszugleichen, ein Gleichgewicht wiederherzustellen und Verbindungen zu fördern. Leider geschieht das viel zu wenig, weil das Weibliche in der heutigen Zeit keinen Platz mehr hat. Aber das ist eine andere Baustelle.

In einer Familie geht es in den meisten Fällen darum, den eigenen Platz im Familiensystem zu sichern; einen Anspruch geltend zu machen, ohne wirklich zu wissen, ob wir überhaupt das Recht dazu haben, und ohne zu wissen, was genau wir einfordern. Die meisten Streitigkeiten und Aggressionen gehen in diese Richtung. »Du hast etwas, was ich gern möchte. Du hast mehr bekommen. Warum habe ich das nicht auch?« Merkst du, um was es geht? Immer nur um das Habenwollen.

Aber es ist nicht das Haben, was dich wirklich nährt, es sind allein das Sein und die Liebe, die deine Seele nähren. Die Liebe zur Natur, zum wahren Sein, zu deinen eigenen inneren Prozessen. Die Liebe im Jetzt ist das, was dich in deinem Inneren stärkt. Liebe lässt dir den Freiraum, dich zu entwickeln. Liebe lässt dich in dem und mit dem sein, was du bist. Liebe erhebt keinen Anspruch an etwas. Liebe ist! Und vor allem Liebe ist etwas, was leise ist. Liebe kommt nicht mit Pauken und Trompeten. Liebe ist sanft, aber durchdringend; aber genau das ist es, was in den meisten Familienfeldern verloren gegangen ist und fehlt. Dieser Verlust führt zu Unstimmigkeiten, zu Reibereien, zu regelrechten Kämpfen um eine Sache, um irgendetwas. Doch finden diese Kämpfe nur stellvertretend statt für das, was tatsächlich fehlt. Sie sind ein Schrei nach Liebe.

Um Licht in dein Ahnenfeld, aber auch in deinen Schmerzkörper zu bringen, versuche, das eigene Verhalten möglichst ehrlich und sachlich als Beobachter zu betrachten. Reflektiere darüber, wer du bist! Verhältst du dich wie ein bedürftiges Kleinkind oder bist du schon erwachsen geworden? Hast du Probleme mit deinen Eltern, weil sie dir nicht mehr genügend Aufmerksamkeit schenken? Bist du wach und dir bewusst, dass nur du dein Leben verändern kannst, oder träumst du noch immer davon, dass ETWAS in dein Leben tritt und dich von deinen Sorgen befreit? Hast du die Hoffnung, dass sich all deine Probleme von selbst auflösen?

Wenn du dein eigenes Familienfeld aus der Perspektive fehlender Liebe betrachten kannst, kann das deine Einstellung zu deinem eigenen Verhalten verändern. Ein Wechsel der Perspektive und das Ändern der eigenen Geisteshaltung bringt dich in deinem Entwicklungsprozess weiter.

Jeder Mensch ist individuell, und doch versuchen wir immer wieder, alle Menschen in die gleiche Schublade zu stecken. Wir hätten gerne, dass andere mit uns in der gleichen Art und über dieselben Themen in der gleichen Form kommunizieren. So fühlen wir uns verbunden und in Einigkeit mit dem anderen. Doch das bringt uns nicht voran. Wir würden uns nicht mehr weiterentwickeln, weil keine Impulse von außen dazu kommen; denn nur dann sind wir in der Lage, uns gemäß unseres Potenzials zu entwickeln. Wenn wir lernen, dass jeder Mensch ein absolutes Individuum ist, würde uns das im Leben vieles einfacher machen. Aber wollen wir diese Einfachheit überhaupt? Lassen wir zu, dass das Leben einfach sein darf? Warum erzeugen wir diese Verwicklungen, diese Verstrickungen? Sind wir es selbst, die dieses Chaos schaffen? Kann nur aus Chaos wieder eine neue Ordnung entstehen oder sich etwas Neues entwickeln?

Wenn ich zu mir selbst Ja sagen kann, ist es trotzdem möglich, ein Mitglied eines Systems oder einer Familie zu sein, aber auch erst, nachdem ich mich aus den eigenen Verstrickungen gelöst habe. Das heißt aber auch, dass ich mir erlaube, Nein zu sagen zu Energien, die mich schwächen. Nein zu sagen zu Menschen, die mir schaden und mich klein machen. Ich sage Nein zu Umständen, die mich innerlich auffressen. Ich sage Nein zu Gewohnheiten, die mir schaden und mich davon abhalten, ich selbst zu sein. Die mich davon abhalten, mein Licht zeigen zu dürfen. Ich hole mir Hilfe, wenn ich mit Gewohnheiten, die mir schaden, nicht zurechtkomme. Schon die Erkenntnis darüber, in Gewohnheiten festzustecken, die schaden, ist der erste Schritt zur Heilung.

Sage Ja zu dir, zu deinem Selbst, zu deiner Seele, zu dem, was dich ausmacht! Das ist die wichtigste Entscheidung, die du in deinem Leben treffen kannst. Beobachte dich im Alltag, beobachte deine Sprache, denn darin ist so viel mehr enthalten, als du auf den ersten Moment erkennen kannst. Alle Sätze, die du beginnst mit »ich muss« und »ich sollte«, haben wenig damit zu tun, was dir guttut. Sie entstehen aus Druck, aus Pflichtbewusstsein oder weil du es nicht anders kennst. Also aus Konditionierung, nicht aus deiner Seele.

Jetzt kommt der Einwand: Es gibt Verpflichtungen, die ich einhalten muss. Dessen bin ich mir bewusst. Wenn ich jedoch zu diesen Verpflichtungen Ja sage mit meinem ganzen Herzen, bekommen sie eine andere Energie und schwächen mich nicht. Wenn ich das nicht kann, dann sollte ich es sein lassen, Verpflichtungen einzugehen, die mich schwächen.

Selbstliebe ist, sich zu dir selbst zu bekennen, dich zu ehren, zu respektieren und dich von allem zu distanzieren, das dich schwächt und krank macht. Dies ist eine bewusste Entscheidung, die Mut erfordert, durch die Angst zu gehen. Die Angst, Nein zu sagen und andere Menschen zu enttäuschen. Die Angst, in der Gruppe, in der Familie nicht mehr willkommen zu sein. Die Angst, nicht konform zu sein. Die Angst, sich zu zeigen. Vielen Menschen fällt es um vieles leichter, sich selbst zu enttäuschen, doch fällt es ihnen schwer, zu anderen Menschen ›Nein‹ zu sagen.

Denke darüber nach, wie du mit deiner Seele umgehst! Wie oft du diesen feinen Impuls unterdrückst und auf leise stellst, obwohl du genau weißt, dass es dir nicht guttut. »Das ist nicht das, was ich gerne machen würde.« Wie oft habe ich schon diesen Satz gehört, eigentlich weiß ich es schon, dass es nichts für mich ist, doch ich habe trotzdem dazu Ja gesagt. Warum hast du Ja gesagt zu etwas, was du eigentlich nicht wolltest? Damit meine ich nicht, gegen alles, was ist, zu rebellieren. Damit meine ich diese alltäglichen Entscheidungen, die nicht dein ganzes Leben auf den Kopf stellen, wenn du dich gegen etwas aussprichst, jedoch für dich und deine Seele eintrittst. Gerade innerhalb von engen sozialen Kontakten ist das so schwierig geworden.

11 | Auswirkungen auf den Körper

Unser Schmerzkörper besteht aus Angst und Schmerz; aus psychischem Schmerz genauso wie aus physischem Schmerz. Der Schmerz der Seele kann genauso stark wie der körperliche Schmerz sein oder sogar noch stärker. Jedem Schmerz ist ein Trauma, ein Schock vorausgegangen. Das kann ein Schock sein, der durch eine Verletzung in deinem Körper ausgelöst wurde; aber auch ein Verlust kann einen solchen Schock oder ein Trauma provozieren. Das kann der Verlust eines geliebten Menschen oder der Verlust von Vertrauen sein. Auch Ignoranz oder Missachtung, die du von dir nahestehenden Menschen erfährst, zählt dazu. Ein Trauma oder ein Schock sind individuell. Nicht jeder Mensch reagiert auf eine gleiche oder ähnliche Erfahrung mit einem Schock.

Ein Schock ist eine seelische Erschütterung, die dazu führen kann, dass du zu keinen Reaktionen mehr fähig bist. Ein Schock versetzt unsere Psyche und unseren Körper in Alarmstimmung. Es werden biochemische Reaktionen ausgelöst, und der Körper schaltet auf ein Notprogramm. Das bedeutet, es werden nur noch die für das Überleben wichtigen Körperprozesse ausgeführt. Die Versorgung mit Sauerstoff wird auf die überlebenswichtigen Organe reduziert. Grundsätzlich ist jeder Schock eine Gefahr für die Psyche und den Körper. Im medizinischen Bereich gibt es die unterschiedlichsten Formen von Schock. Jeder Schock hinterlässt Spuren in den Zellen des Körpers und in unseren feinstofflichen Schichten – in unterschiedlicher Ausprägung.

Wie sich das auswirken kann, zeigt ein Beispiel aus eigener Erfahrung für einen psychischen Schock. Ich erfuhr für mich völlig überraschend, dass ein Mensch, dem ich vorbehaltlos vertraute, mich seit geraumer Zeit hintergangen hatte. Diese Gewissheit kam so plötzlich, dass es mich fast aus der Bahn warf. Im ersten Moment blieb mir die Luft weg, sämtliche Energien zogen sich zusammen. Ich habe angefangen zu frieren, mein Körper zitterte innerlich und fühlte sich völlig kalt an. Ich war in einer völligen Erstarrung und habe nur noch automatisch reagiert. Mein Herz raste, und das pure Entsetzen machte sich breit. Das ganze Körpersystem inklusive der feinstofflichen Schichten war in einem kompletten Ausnahmezustand. Klares Denken war nicht mehr möglich, das heißt, ich habe in den Überlebensmodus geschaltet.

Nochmals mein Beispiel für einen körperlichen Schock: Schon eine kleine Schnittwunde kann einen körperlichen Schock verursachen, doch bei meiner Herzkatheder-Untersuchung war die Arterie gerissen. Trotz Sedierung und örtlicher Betäubung war das der schlimmste Schmerz, den ich je erlitten habe. Mein Geist hat sich sofort von meinem Körper gelöst, weil dieser Schmerz nicht mehr zu ertragen war; und wieder spürte ich dieses innerliche Zittern, das Erkalten des Körpers. Hier passierte jedoch noch etwas. Dadurch, dass sich mein Geist vom Körper gelöst hatte, bekam ich für einen kurzen Moment einen Überblick über diesen Schmerz. Der noch heftigere Schmerz war bereits in meinem Schmerzkörper abgelegt und wurde durch diese Verletzung von Neuem aktiviert. Obwohl ich schon einige Facetten dieser Blockierung in meinem Schmerzkörper gelöst hatte, gab es immer noch diesen sehr heftigen Schmerz in meinem System. Dieser wurde durch die Behandlung freigesetzt, damit er gelöst werden konnte.

Beide Schmerzen, der körperliche wie auch der seelische, hatten eines gemeinsam. Sie waren ein Teil meines Schmerzkörpers, und die in dieser Inkarnation erlebten Schocks hatten ihren Ursprung im Schmerzkörper. Durch das erneute Erleben hatte ich jetzt die Möglichkeit, diesen ursprünglichen Schmerz, die alte Blockierung, zu erkennen und aufzulösen. Beide Erfahrungen geschahen auf der Basis ein und desselben Traumas in meinem Schmerzkörper. Weil es sich hier um ein tiefsitzendes und uraltes Trauma handelte, bedurfte es scheinbar dieser heftigen Reaktion.

Beide Schocks waren für mich sehr einschneidend und heftig. Ich bin sicher, sie hätten auch sanfter, schneller, vielleicht sogar spontan gelöst werden können. Doch mein System brauchte diesen heftigen Schmerz, weil ich es nicht zugelassen hätte, an diesen heftigen Schmerz zu gelangen. Die Angst davor war zu tief eingeprägt, auch wenn mir das im Vorfeld nicht bewusst war.

Traumata und Blockierungen im Schmerzkörper können alt sein, entstanden vor vielen Inkarnationen. Sie können auch komplett neu sein, entstanden in der Kindheit oder genau jetzt. Die schmerzhaftesten sind eingekapselt und dicht in der Energie, gut verschlossen, damit sich der Schmerz darin nicht verselbstständigt. Hier steckt eine große unbewusste Angst. Die Angst, dass dich dieser eingekapselte Schmerz unkontrolliert überschwemmt.

Es erfordert viel Kraft, diese Verdichtungen verschlossen zu halten und zu unterdrücken. Daraus können Depressionen oder Angstneurosen resultieren. Die Kraft des Schmerzes ist trotzdem da, auch wenn wir diesen unterdrücken; und je mehr wir diesen Schmerz unterdrücken, desto kraftvoller wird er. Dadurch wird die Energieversorgung unserer feinstofflichen und des grobstofflichen Körpers gestört, was zu Krankheit führen kann.

Ich möchte dich hier noch einmal an die Funktion des Ätherköpers erinnern, die »richtige« Verteilung der Energie durch die Chakras, um zu gewährleisten, dass die Organe im Körper mit genügend Energie versorgt werden. Wenn dieser Fluss gestört wird, dann entsteht ein Ungleichgewicht im Körper, und die Organe werden nicht mehr so versorgt, wie es erforderlich ist. Das heißt, das schwächste Organ ist unterversorgt und bleibt irgendwann auf der Strecke. Daraus entstehen physische Schmerzen im Körper. Zuerst kann es sich nur um ein Unwohlsein handeln, doch wenn das zu lange ignoriert wird, kann daraus ein schwerwiegendes Problem entstehen. Blockierungen im Schmerzkörper können sich in deinem physischen Körper manifestieren. Ich kenne viele Menschen, die, je älter sie werden, immer häufiger diffuse Schmerzen in ihrem Körper entwickeln, und niemand findet eine körperliche Entsprechung dazu. Also wird versucht, die Schmerzen zu lindern, jedoch wird die Ursache nicht bekämpft, und die Medikamente können Nebenwirkungen auslösen, was möglicherweise zu weiteren Schmerzen führt.

Oft handelt es sich hier um Schmerzen, die nach schulmedizinischen Richtlinien keinen klaren Hintergrund haben. Irgendwann heißt es dann, es seien psychosomatische Schmerzen. Das ist im Grunde genommen richtig, doch damit ist noch nichts gelöst. Es wird nach den naheliegendsten Schocks oder Traumata gesucht. Das kann vielleicht eine Entlastung schaffen, wenn diese aufgelöst werden. Doch dass es Traumata gibt, die bereits mehrere Leben zurückliegen, wird von der Schulmedizin nicht berücksichtigt.

Solange wir Traumata, die sich im feinstofflichen Körper eingekapselt haben, nicht öffnen und ans Tageslicht holen, wird es schwierig, den Körper zu heilen. Je länger sie unerkannt bleiben, desto stärker werden sie, können den Energiefluss stören und Schaden in unserem Körper anrichten. Das Schwierige dabei ist, dass diese Einkapselungen nach immer wieder neuen Bestätigungen suchen, was bewirkt, dass wir ähnliche Erfahrungen anziehen. Es ist gerade so, als ob diese Punkte leuchten und danach trachten, immer wieder bedient zu werden. Dann kommt einmal mehr der Verstand dazu. Man meint, es doch schon immer gewusst zu haben, und sieht alte Glaubenssätze wieder einmal bestätigt. Wir bestehen aus so vielem mehr als »nur« aus unserem Körper. Der Mensch ist ein komplexes und in sich ausgeklügeltes System, das die Absicht hat, uns dahin zu bringen, wohin uns unsere Sehnsucht trägt: Zu der Verbindung mit der Seele und der Urquelle des Lichts und der absichtslosen Liebe.

Wenn ich meine Hand in das Energiefeld eines anderen Menschen tauche, kann ich solche Einkapselungen spüren. Wenn ich meine Hand im feinstofflichen Körper in ein eingeschlossenes Trauma halte, können Gefühle und Schmerzen, die mit dem Trauma verbunden sind, aufsteigen und ins Bewusstsein treten. Wenn dann die Ursache für das erste Trauma gefunden werden kann, darf Heilung geschehen und der Körper gesunden, sofern der Schaden auf der grobstofflichen Struktur noch nicht allzu groß ist. Auf jeden Fall finden Erleichterung und Entspannung statt.

Wir kennen aus der Naturmedizin verschiedene Möglichkeiten, um diesen Prozess zu unterstützen. Es wird mit Homöopathie, Kräutern, Osteopathie oder Energieheilung gearbeitet. Das Wichtigste ist, die für dich passende Methode zu finden. Wie bereits dargestellt: Die feinstofflichen Körper beeinflussen sich gegenseitig. Das Denken beeinflusst den Mentalkörper genauso wie den emotionalen Körper und dadurch auch den grobstofflichen Körper. Heilung benötigt ein gesundes Denken genauso wie positive Emotionen. Das eine ist vom anderen abhängig. Erst in der Betrachtung dieser Ganzheit ist eine tiefgreifende Genesung möglich.

Wie heißt es so schön: Der Glaube kann Berge versetzen! Also kann auch ein tiefer Glaube zu einer Spontanheilung führen. Das Unmögliche darf passieren, wenn wir es am wenigsten erwarten. Wenn wir unseren Geist öffnen für ein Wunder und bereit sind, dieses Wunder mit einem offenen Herzen und in der Liebe anzunehmen, verbunden mit dem Licht der Urquelle.

> »Man kann bei einem Erkrankten zwar jedes Organ auswechseln, aber man kann den inneren Menschen damit nicht verändern. Dies kann nur er selbst!« (Katarina Michel, Peter Michel, 2014)

Wenn wir verstehen, wie der Mensch in seiner Ganzheit funktioniert, könnte das die gesamte Medizin revolutionieren. Der Körper ist nicht nur eine Masse aus Fleisch, Knochen und Flüssigkeiten, unser Körper ist genauso ein bewusstes Wesen, verbunden mit all seinen feinstofflichen Körpern, durchdrungen von Licht. Unser Streben sollte dahin gehen, den Fluss mit der Energie der Urquelle zu stärken und all die Blockaden und Programmierungen, aber auch all die Glaubenssätze und inneren Sabotage-Programme, die uns davon abhalten, aufzulösen.

Ich beobachte ältere Menschen, die ein arbeitsames Leben voller Entbehrungen hinter sich haben; die sich über die Jahrzehnte einen Wohlstand erarbeitet haben, damit es ihren Kindern »besser« gehen wird. Dabei haben sie aber oft vergessen, selbst zu leben. Im Alter melden sich jetzt verschiedenste Beschwerden und Krankheiten. Viele davon sind entstanden aus Stress und Überarbeitung. Sie gönnten sich keine Zeit für die eigene Entwicklung; doch der Schmerzkörper hat sich immer wieder gemeldet, sei es mit Schmerzen im Körper, sei es mit Unwohlsein. Doch diese wurden mit Pillen und Salben in Schach gehalten, und die Wahrnehmung für den eigenen Körper ist immer mehr verschwunden.

Warum nur haben wir nicht ein Schulfach, das die Körperwahrnehmung schult? Es wäre so wichtig, dass die Kinder endlich lernen, auf ihren Körper zu hören. Zu erkennen, wie sich Selbstliebe anfühlt und was es heißt, mit dem inneren Licht der Urquelle verbunden zu sein.

Auch die Selbstliebe hat eine Auswirkung auf unseren Körper. Doch Menschen haben ein sehr spezielles Verhältnis zum Thema Selbstliebe, die meisten haben sich wenig Gedanken darüber gemacht. Selbstliebe hat damit zu tun, dass du deine eigenen Bedürfnisse wahrnimmst, dass du erkennst, was dich ausmacht, und weißt, wer du bist. Du solltest spüren, was dir guttut und was nicht; welche Menschen dich respektieren und welche dich nur ausnutzen.

Es ist es ein Prozess von Körperwahrnehmung und Schulung, um in die Selbstliebe zu kommen. Ein Prozess des Sich-bewusst-werdens. Wenn du dir erlaubst, Menschen loszulassen, die dich schwächen, die dir seelisch und körperlich schaden, dann bist du in der Selbstliebe und pflegst deine feinstofflichen Körper. Wenn du dich weiterhin mit Menschen umgibst, die dich nicht respektieren, und zulässt, dass sie dir schaden, dann fütterst du deinen Schmerzkörper. Dazu gehört, dass du dir zuerst einmal bewusst wirst, welche Bedürfnisse deine Seele hat. Ist die Verbindung zum Licht der Urquelle vorhanden oder ist sie gestört? Und wenn sie gestört ist, warum? Deine Seele möchte wachsen und sich entfalten, sie möchte alte Schmerzen loslassen. Deine Seele möchte verzeihen, um wieder lieben zu können. Menschen, die dir wichtig sind im Leben, dir aber trotzdem Schmerzen zufügen, haben die Funktion, dir zu helfen, dir deiner eigenen Verletzungen bewusst zu werden und dich aufzuwecken, damit du sehen kannst.

Es ist nicht immer einfach zu unterscheiden, ob das, was schmerzt, dein eigener Schmerz ist oder ob dieser Mensch versucht, dich kleinzumachen. Ich glaube, meistens liegt die Wahrheit irgendwo dazwischen. Wenn du offen bist zu erkennen, dass du verantwortlich bist für das, was mit dir passiert und was in dir selbst liegt, kommst du deiner Wahrheit etwas näher. Das kannst du aber nur, wenn du ehrlich und offen mit dir selbst umgehst. Es ist nicht immer der andere, der dir schaden will oder dir Schmerzen zufügt. Es gibt letztlich keinen anderen, der Schuld an deiner Misere ist. Vielleicht ist es deine Seele, die wachsen will.

Der Mensch ist schneller bereit, etwas zu ändern, wenn es schmerzt. Oft ist erst ein gewisser Leidensdruck nötig, bis Änderungen vorgenommen werden. Das ist menschlich, und doch ist es wichtig, dass wir uns dessen bewusst werden. Dabei ist es gleich, ob es sich um ein körperliches oder um ein seelisches Leiden handelt.

Dein Körper ist ein wichtiges Instrument, um zu spüren, was dir guttut. Wenn sich dein Körper verkrampft, dann ist etwas in dir oder um dich, was dir schadet. Wenn du trotzdem zulässt, dass dieses Etwas immer wieder dafür sorgt, dass sich dein Körper verkrampft, dann schadest du deinem Körper und deiner Seele. In dieser Abwehrhaltung produziert dein Körper negative Stresshormone, die den Körper überfluten und ihn in seiner Funktion schädigen. Gleichzeitig wird der Schmerzkörper von Neuem genährt und seine Richtigkeit bestätigt.

Es gibt Mechanismen oder Energien, die ganz bestimmte Muster in dir triggern oder anstoßen. Auch dann wird sich dein Körper verkrampfen. Er begibt sich in die gleiche Abwehrhaltung, um diesen Schmerz nicht spüren zu müssen. Erlaube dir zu beobachten, was es ist! Wenn du ehrlich mit dir selbst bist, dazu bereit, etwas in dir zu verändern, dann kann sich dein Geist für eine differenzierte Wahrnehmung öffnen – und Veränderung ist möglich.

Du darfst dir eingestehen, dass du Angst vor etwas hast. Du darfst dir eingestehen, dass es Situationen gibt, die dich verunsichern oder überfordern. Erlaube dir, dich aus einer solchen Situation herauszunehmen, weil es dein Energiefeld und dein Sein schwächt. Doch nimm dir die Zeit, aus der jetzt sicheren Position nachzuspüren, warum dich die Situation geängstigt hat. Ist es der andere Mensch, der dir wirklich schadet? Ist es ein Muster in deinem Schmerzkörper, das dich stresst und deinen Körper verkrampft, so dass Adrenalin ausgestoßen wird und deinen Körper übersäuert? Der Begriff ›sauer sein‹ kommt nicht von ungefähr.

Vielleicht erinnerst du dich an eine Situation, in der du dich aus Angst, dem anderen nicht zu gefallen, verpflichtet fühltest, irgendwo teilzunehmen, obwohl du nicht wolltest. Oft begründet durch die Redewendung: »Ich wollte den anderen nicht verletzen.« Das ist Selbstbetrug. Der Grund ist, dass du die Enttäuschung des anderen nicht fühlen oder ertragen willst.

Kinder erleben viele solcher Momente. Momente, die ihnen nicht guttun, und doch können sie sich ihnen nicht entziehen, weil sie auf Erwachsene, wie zum Beispiel ihre Eltern, angewiesen sind. Als Erwachsener hast du niemanden mehr, der dir sagt, wie du dich zu verhalten hast. Natürlich gibt es Gesetze und Vorschriften in einer Gemeinschaft, die eingehalten werden sollten. Aber du brauchst als Erwachsener nicht mehr dem Diktat deiner Umgebung zu folgen.

Viele sind moderne Sklaven und in keiner Weise in der Selbstliebe. Das ist vielleicht etwas hart ausgedrückt, doch Menschen bleiben in Situationen und harren aus in der Hoffnung, dass sich irgendwann etwas von selbst ändert. Das wird es aber nicht. Du selbst bist für das, was du bist, verantwortlich. Es ist deine innere Entscheidung. Öffne deinen Geist, damit sich das in deinem Leben zeigen darf, was zu dir gehört, und öffne dich von neuem für das Licht und die Liebe! Du kannst es, und es ist möglich. Es ist viel Mut erforderlich, um zu dir selbst zu stehen.

Wenn du das Gefühl hast, etwas tun zu müssen, und es für dich wichtig ist, dann gehe mit Freuden hin, denn dann ist dein Energiekörper, deine Aura, stark und leuchtend, und deine Umgebung kann dir nicht schaden. Selbstliebe hat sehr viel mit Entscheidungen zu tun. Ich entscheide mich, dass ich dahin, wohin ich gehe, gerne gehe; oder das, was ich mache, mit meiner ganzen Seele tue und in Liebe für mich und die Situation bin. Das hat eine völlig andere Qualität und macht dich, aber auch deine Körper, stark.

Ich möchte in meinem Leben die Freiheit genießen. Deshalb möchte ich mich nicht binden. Auch möchte ich keinen festen Job. Vielleicht kommt noch etwas, was besser ist. Das ist das, was Entscheidungsunfähige erzählen. Sie haben das Gefühl, in der Selbstliebe zu sein und große Freiheiten zu haben. Das haben sie absolut nicht. Im Grunde sind sie gefangen in ihrer eigenen Unverbindlichkeit. Sie sind nicht in der Lage, Entscheidungen zu treffen, und zersplittern ihre Energien in verschiedenste Richtungen.

Wenn du klare Entscheidungen triffst, fokussierst du deine Absicht in eine Richtung, und die Energie in deinem Energiefeld wird stärker und konzentrierter. Du hast jederzeit die Möglichkeit, eine neue Entscheidung zu treffen, und brauchst nicht länger in etwas zu verharren, was dir und deinem Körper schadet. Genau in dieser Stärke bist du besser geschützt gegenüber dem, was außen ist. Du kannst besser wahrnehmen, was gut für dich ist und was nicht, was dich nährt und was dich schwächt. Es kann eine bewusste Entscheidung sein, dass du es zulässt, dass dir das Universum zeigt, was gut für dich ist. Auch das ist in Ordnung. Aber dann lebe im Jetzt und nicht in der Erwartung, was das Universum dir noch in Zukunft bringen soll! Wenn du im Jetzt lebst, dann bist du im Fluss deines Lebens. Und vor allem: Du bist in deiner Inkarnation. In deinem Leben, so wie es jetzt stattfindet, mit allen Höhen und Tiefen.

Auf jeden Fall entscheide dich für oder gegen etwas! Lasse nicht zu, dass deine Unentschlossenheit, deine Energien sich verzetteln und dir dadurch deine Energie rauben, weil dein Energiefeld nicht in Kohärenz ist!

Die meisten Menschen leben in der Vergangenheit oder in der Zukunft, aber nur für sehr kurze Momente in der Gegenwart. Wenn du durch eine Fotolinse schaust, kannst du ein schönes Motiv wahrnehmen, wenn du im Jetzt bist. Du siehst niemals das Bild der Vergangenheit oder der Zukunft, sondern nur genau diesen einen Augenblick.

Dein Verstand versucht, von der Vergangenheit in die Zukunft zu springen, aber nicht in die Gegenwart; denn in der Gegenwart hat dein Verstand keine Macht und kann dich nicht kontrollieren. Wenn du dich gut fühlst und vollkommen im Jetzt bist, dann bist du in deiner Selbstliebe. Das sind die Momente, in denen dein körperlicher Schmerz weniger stark, dein psychischer Schmerz nicht mehr so drängend ist. Einfach, weil du bist. In diesem Sein lässt du keine Schwächung zu, weil du bei dir bist. Ganz bei dir.

Wenn du in deinem Leben klare Entscheidungen triffst, dann richtest du dich aus. Und bereits diese Absicht der Ausrichtung wird etwas in deinem Energiefeld verändern. Vielleicht hilft dir das folgende Beispiel:

Stelle dir vor, du gehst zum Bowling! Du nimmst die Kugel und wirfst sie weit nach vorne, ohne Absicht, einfach so, wie es dir in den Sinn kommt. Wenn du Glück hast, landet die Kugel auf deiner Bahn irgendwo. Vielleicht werden sogar Kegel umgestoßen. Wenn du kein Glück hast, dann landet die Kugel auf der Bahn daneben, weil sie springt oder was auch immer. Aber die Wahrscheinlichkeit ist sehr groß, dass du es nicht schaffen wirst, alle Kegel erfolgreich umzustoßen. Wenn du aber eine klare Entscheidung triffst, jetzt deinen besten Wurf zu machen, dich darauf konzentrierst und einstellst, deine Kugel aufnimmst und in der vollen Konzentration und zu hundert Prozent im Jetzt wirfst, wirst du staunen, wie viele Kegel plötzlich fallen werden. Das kannst du auf dein ganzes Leben übertragen.

Es geht nicht darum, dass du einen Plan hast, sondern es geht darum, dass du, wenn es notwendig ist, eine Entscheidung triffst und deine klare Absicht hineingibst. Du hast jederzeit die Option, Entscheidungen neu zu treffen, wenn du merkst, dass dich eine Entscheidung in eine Sackgasse führt. Aber entscheide dich und warte nicht darauf, dass für dich entschieden wird.

Es gibt Menschen, die brauchen viel Zeit, bis eine Entscheidung reift und sie Klarheit haben. Es geht nicht darum, Entscheidungen aus einer Laune heraus zu treffen, sondern es geht darum, dass du etwas veränderst, wenn du spürst, dass es etwas gibt, was deinem Körper schadet. Spüre im Jetzt, was deinem Körper guttun könnte! Stelle dir vor, wie die geänderte Situation aussehen könnte, und spüre in deinen Körper hinein! Wie fühlt sich jetzt dein Körper an? Das kann dir helfen, Entscheidungen zu treffen.

Wie heißt es so schön? Triff eine Entscheidung da, wo du etwas verändern kannst! Akzeptiere das, was du im Moment nicht verändern kannst! Egal wie! Wenn du etwas nicht ändern kannst, dann triff die Entscheidung, jetzt die Situation so zu akzeptieren, wie sie ist, so lange bis sie sich verändern lässt. Genau das ist Selbstliebe! Dein Energiefeld kann dadurch stark und leuchtend werden und die Schwingung erhöhen.

Wie oft höre ich: »Ich würde gerne, aber ich kann nicht.« Warum kannst du nicht? Würde dich dieses »Nicht-Können« vielleicht aus deiner Komfortzone holen? Ist es mit einem materiellen Verzicht verbunden? Müsstest du eine Situation oder einen Menschen loslassen, der dir guttut? Hast du Angst, allein zu leben? Das alles können Hinderungsgründe sein, eine Entscheidung zu treffen. Aber was ist mit deiner Seele? Ist dir bewusst, dass das mit Selbstliebe überhaupt nichts zu tun hat? Dass es meistens lediglich die Angst vor etwas ist? Angst vor Verlust. Angst, in der Gesellschaft anzuecken? Angst, etwas nicht zu schaffen? Zu versagen?

Wenn du selbst nicht mehr in der Lage bist zu spüren, was deinem Körper guttut, dann suche dir Hilfe. Es gibt heute unterschiedlichste Therapien, die dir dabei helfen können. Sie helfen dir zu reflektieren, was zu dir gehört und was nicht. Spüre auch da, ob das die passende Therapie oder der richtige Therapeut für dich ist oder nicht.

Deine Seele ist unglaublich stark, viel stärker, als du selbst denkst. In dem Moment, in dem du dich entscheidest, dich aus einer misslichen Situation hinauszubewegen, wird dich das Universum unterstützen. Ich kann das immer wieder beobachten.

Du siehst also, Selbstliebe hat wenig damit zu tun, dich selbst zu umarmen! Stelle dir vor, wie das nur aussehen würde! Du schlingst deine Arme um dich, eine ziemlich unangenehme Verrenkung deines Körpers. Ich hoffe, ich habe dir mit diesem Bild ein Lächeln ins Gesicht zaubern können.

Es sind diese Momente, in denen du deinen Körper frei und leicht spüren kannst. Es gibt für diesen Moment keinen körperlichen Schmerz, und du bist ganz bei dir, verbunden mit deiner Seele und in tiefer innerer Freude. Eine Freude, die sanft und leise ist und von absichtsloser Liebe genährt wird. In welchen Momenten kannst du diese Freiheit, dieses gute Gefühl wahrnehmen? In welchen Situationen erlebst du dieses Gefühl in deinem Körper, diese Leichtigkeit? Das Gefühl, dass die Seele tanzt und das Herz lacht. Kannst du dieses Gefühl empfinden? Kennst du es noch, oder hast du es völlig vergessen und verloren, wie sich das anfühlt?

In welchen Situationen fühlst du dich schwer und ausgelaugt, unverstanden, ungeliebt, aber auch nicht wahrgenommen? In welchen Situationen fühlt sich dein Körper unwohl und verharrt im Widerstand? Das sind wichtige Fragen, die dir bewusst machen können, wann du in der Selbstliebe bist. Lerne, viele kleine Momente in deinen Alltag einzubauen. Obwohl sie noch so winzig sind, können sie doch die Schwingung deines Energiefeldes verändern.

Damit meine ich nicht Rebellion gegen alles, was ist. Damit meine ich diese alltäglichen Entscheidungen, die nicht dein ganzes Leben auf den Kopf stellen, wenn du dich gegen etwas stellst, jedoch für dich und deine Seele eintrittst. Gerade innerhalb von engen sozialen Kontakten ist das so schwierig geworden. Doch es ist wirklich wichtig, dass hier offen und ehrlich kommuniziert wird, was für dich gut ist und was nicht. Das hat nichts mit Egoismus zu tun, sondern mit Selbstliebe.

Ich kann mir gut vorstellen, dass diese Worte etwas in dir auslösen. Vielleicht Trauer darüber, wie viele Entscheidungen du aus deinem Schmerzkörper heraus getroffen hast, angetrieben von deinem Verstand. Entscheidungen, die dich von dir weggeführt haben. Entscheidungen, in denen du dein wahres Sein, deinen Kern verleugnet und ignoriert hast. Doch vielleicht spürst du deine Seele, die sich darüber freut, wahrgenommen zu werden; denn die Schwingen deiner Seele möchten sich gerne wie Flügel ausbreiten dürfen.

Du kannst jetzt die bewusste Entscheidung treffen, einen Weg einzuschlagen, der dich zu dir selbst bringt. Entwickle den Mut, durch die Angst zu gehen! Etwas zu verabschieden, was lange vertraut war, in dem Bewusstsein, dass es dich nicht nährt.

Versuche, wieder zu lernen, völlig im Jetzt zu sein! In die Natur zu gehen, das Gras zu riechen, dem Summen der Bienen zu lauschen, dem Rauschen der Bäume im sanften Wind zuzuhören. Kannst du dich daran erinnern, wie schön das ist? Oder hast du völlig vergessen, wie es sich anfühlt zu spüren, wie sich die Sinne für die Natur öffnen? Dieses Spüren und bewusste Wahrnehmen von dem, was um dich herum ist, verbindet dich mit dem Jetzt. Nur im Jetzt kannst du mit deinen Sinnen die kleinen Dinge wahrnehmen, weil du nicht mehr von deinem Verstand abgelenkt bist. Dann bist du ganz bei dir und in deinem Körper, mit offenen Kanälen deiner Sinne und einer direkten Verbindung zu deiner Seele. Das ist es, was dein Herz zum Schwingen bringt, was deine Seele nährt und dich ins Jetzt führt. Erinnere dich daran – und dein Körper und deine Seele werden es dir danken.

An manchen Tagen gelingt dir das besser als an anderen Tagen, und das ist völlig in Ordnung. Es ist kein Wettbewerb! Es ist ein andauernder Lernprozess, die Sinne zu öffnen und den Zugang zu deiner Seele zu finden.

Lerne, viele kleine Momente in deinen Alltag einzubauen! Es sind diese Momente, in denen du deinen Körper frei und leicht spüren kannst. Es gibt in diesen Momenten keinen körperlichen Schmerz, und du bist ganz bei dir, in deiner Selbstliebe und in deiner inneren Freude. Du genießt eine Freude, die sanft und leise ist und von einer absichtslosen Liebe genährt wird. Es sind diese Momente, die für deinen Körper, für deine Seele, Heilung bedeuten.

In welchen Momenten kannst du diese Freiheit, dieses gute Gefühl wahrnehmen? In welchen Situationen erlebst du dieses Gefühl in deinem Körper, diese Leichtigkeit? Das Gefühl, dass die Seele tanzt und das Herz lacht. Kannst du dieses Gefühl empfinden? Kennst du es noch? Oder hast du völlig vergessen und verloren, wie sich das anfühlt?

Vieles kann einfacher werden, wenn du deine ganze Aufmerksamkeit auf das lenkst, was du gerade tust, wenn du dich völlig konzentrierst und dich nicht ablenken lässt. Ich weiß, das ist einfacher gesagt als getan, und trotzdem lohnt es sich, es immer wieder zu versuchen; denn genau dann bist du im Hier und Jetzt. Vieles geht einfacher und schneller, und es fühlt sich auch für deinen Körper besser an.

12 | Der Veränderungsprozess der Erde

Weshalb ist es wichtig, sich dem eigenen Schmerzkörper zuzuwenden und sich seiner bewusst zu werden, damit ein Auflösungsprozess möglich wird? Warum gerade jetzt? Weil wir vor umfassenden Umwälzungen stehen. Unsere Gesellschaft, unser ganzes Leben hat sich in den letzten Jahren wesentlich verändert. Es könnten die Auswirkungen eines etwa 25.850-jährigen Zyklus sein, der Auswirkungen auf das menschliche Energiefeld und dadurch auf die Bewusstseinsentwicklung der Menschheit hat. Ein persönliches Erlebnis, das ich vor fünfzehn Jahren hatte, war für mich von entscheidender Bedeutung. Ich konnte sehen, wie eine starke, fast schon schneidende Energie alles durchdrang. So etwas hatte ich vorher noch nie gesehen. Ich gehe davon aus, dass diese Energien neu sind. Energien, die völlig anders sind als das, was wir kennen. Diese Energien durchdringen unser Universum und alles, was darin enthalten ist. Also auch unseren Planeten Erde mit allem, was darauf lebt. Ich hatte das Gefühl, als ob der ganze Raum dadurch verändert wird. So, als ob es sich um eine andere Dimension handeln würde. Für mich war in diesem Moment klar, dass auch unsere Körper von dieser Energie durchdrungen werden, der grobstoffliche Körper genauso wie die feinstofflichen Körper.

Ich könnte mir gut vorstellen, dass es einen Zusammenhang mit einer Entdeckung von riesigen Blasen aus Gammastrahlen gibt, die aus dem Zentrum unserer Galaxie (Milchstraße) wie zwei übergroße Seifenblasen ausgestoßen werden. Dabei sollen diese Blasen annähernd so groß wie die Milchstraße sein. Diese sind mit bloßem Auge nicht sichtbar, konnten jedoch erstmals durch das Fermi-Teleskop der NASA sichtbar gemacht werden. Der Ursprung kann bis jetzt wissenschaftlich nicht erklärt werden. Doch sie überziehen rund die Hälfte des für uns sichtbaren Himmels. Gammastrahlen sind elektromagnetische Strahlen, die aus Photonen bestehen und die energiereichste Strahlung überhaupt sind. (Kayser, Rainer, 2012)

Bei diesem Zyklus handelt es sich um die Präzession, eine durch Kreiselbewegung unserer Erdachse verursachte Rücklaufbewegung eines Schnittpunktes. Der Frühlingspunkt (0 Grad Widder) braucht 25.850 Jahre, bis er wieder bei 0 Grad des Tierkreiszeichens Widder angelangt ist. Gemäß astronomischer Berechnungen stehen wir jetzt am Anfang des Tierkreiszeichens Wassermann. Das heißt, wir stehen an der Schwelle eines völlig neuen Zeitalters. Sicher hast du auch schon vom Wassermann-Zeitalter gehört, genau das ist damit gemeint. Das Tierkreiszeichen Wassermann wird mit der geistigen Entwicklung des Menschen verbunden. Künstliche Intelligenz, Robotik und Erweiterung des Bewusstseins werden mit diesem Tierkreiszeichen assoziiert. Es geht um Menschen, die sich aufgrund ihrer Gesinnung verbinden und zusammenschließen, nicht mehr nur auf der Basis von traditionellen Werten eines (Familien-)Stammes. Diese Entwicklung ist schon eine ganze Weile in der Gesellschaft sichtbar geworden.

Mittlerweile ist vielen Menschen bewusst geworden, dass wir vor großen Veränderungen stehen. Wohin die Reise geht oder was uns auf der Reise begegnet, werden wir erst durch die Erfahrung erleben. Doch energetische Vorboten sind spürbar. Die Energie hat sich in den letzten Jahren markant verändert. Sind wir vielleicht in den Wirkbereich dieser Photonenblasen gekommen? Da diese einen Durchmesser von 26‘000 Lichtjahren haben sollen, ist das ziemlich wahrscheinlich. Dieses Geschehen hat eine Auswirkung auf all die Blockierungen, die in unserem Schmerzkörper enthalten sind. Ich höre in den letzten

Jahren vermehrt von Menschen mit Muskel- oder Gelenkschmerzen. Sind das vielleicht unsere Blockierungen und unsere Programme im feinstofflichen Feld, die so auf sich aufmerksam machen?

So oder so, diese neue Energie fordert dich auf, deine Blockierungen wahrzunehmen und sie dir bewusst zu machen. Sie drängt regelrecht darauf, den Schmerzkörper zu klären, damit du dich wieder erinnerst, wer du bist: Ein lichtvolles Wesen mit einer direkten Verbindung zum göttlichen Urquell. Nicht mehr und nicht weniger. Das Licht und die Liebe können sich durch dich ausdrücken. Etwas, was vor langer Zeit verloren gegangen ist. Die Menschheit bewegt sich von der Dunkelheit ins Licht und vom Licht in die Dunkelheit. Doch mit jedem Zyklus, den die Erde erlebt, besteht die Möglichkeit des Erwachens. Das Bewusstsein der Erde ist verbunden mit dem Bewusstsein der Menschheit, somit auch mit dem Bewusstsein jedes Einzelnen.

Erwachen ist Bewusstheit für die eigene Entwicklung und kann nicht erlernt werden. Oft ist dieses Erwachen ein schmerzhafter und anstrengender Prozess; denn es geht um nichts anderes, als sich den alten Traumata, den karmischen Verstrickungen und den selbst erschaffenen Missschöpfungen und Blockierungen zu stellen und diese aufzulösen, sich also des eigenen Schmerzkörpers bewusst zu werden. Diesen zu akzeptieren und die Bereitschaft aufzubringen, den Schmerzkörper zu verändern und ihn Schritt für Schritt aufzulösen.

Das tut man nicht für die anderen, sondern nur in der klaren Absicht, sich wieder mit dem Licht zu verbinden und die eigene Energieschwingung zu erhöhen, um die Verantwortung für diesen Prozess als Teil der menschlichen Entwicklung zu übernehmen. Nicht die anderen sind schuld, dass wir einen Schmerzkörper, dass wir Blockierungen und Schmerzen in unserem Energiefeld haben. Wir, nur wir selbst, haben die Grundlage und die Ursache dafür geschaffen. Wir können uns freiwillig auf diesen Weg begeben, doch meistens brauchen wir einen äußeren Anstoß dazu.

Vielen Menschen hat die Corona-Krise bewusst gemacht, was wichtig im Leben ist, was unser höchstes Gut ist. Unsere Habe schützt uns nicht davor, krank zu werden. Egal, was wir von diesem Virus und all den Maßnahmen halten, es ist für alle einschneidend, und die Folgen und Auswirkungen werden lange spürbar sein. Die Menschen werden nie mehr dieselben sein. Dieses Jahr wird bei allen Veränderungen bewirken, ganz gleich in welche Richtung.

Wenn wir den Blick auf eine ganzheitliche und geistige Sicht richten, weg von den alltäglichen und wirtschaftlichen Folgen, dann werden wir feststellen, dass wir – die ganze Menschheit – uns verändern müssen. Jeder Einzelne von uns, ob wir wollen oder nicht. Die menschliche Natur ist träge und langsam, doch diese Zeit zur langsamen Veränderung haben wir nicht mehr. Bei vielen Menschen dreht sich das Leben nur noch um das Habenwollen, um Pflicht und Arbeit. Von allem noch mehr, jetzt und sofort! Doch das meiste davon kann uns nicht nähren und auch nicht unsere Seele und unser Sein, das, was uns als menschliche Wesen mit Bewusstsein ausmacht. Das höchste Gut, das wir Menschen besitzen, ist unser Bewusstsein, das Licht der Urquelle und die Liebe.

Wir leben in einer Zeit großer Veränderungen. Eine Mutation bringt etwas, das völlig neu ist, nichts, was uns bekannt oder vertraut ist. Doch bevor etwas Neues in die Welt kommen kann, herrscht Chaos. Das Alte muss zerschlagen werden, damit ein neues Fundament erschaffen werden kann. Wir sind jetzt mitten im Prozess, sind ein Teil davon. Du selbst hast zugestimmt, ein Teil dieser Entwicklung und zum jetzigen Zeitpunkt inkarniert zu sein. Zu einer Zeit, in der umfassende Umwälzungen stattfinden. Wir sind zyklische Wesen, genauso wie die Natur. Vielleicht kennst du das aus dem Garten: Bevor eine

Pflanze im Frühjahr wieder groß wird, wird sie zurückgeschnitten und begrenzt, so dass sie ihre Kräfte sammeln kann, um im Frühjahr wieder neue Blüten zu treiben.

Genau in dieser Zeit der Begrenzung, des sich Sammelns, sind wir jetzt. Wann der Schub der Mutation einsetzen wird, werden wir erst sehen können, wenn er da ist. Diesen Prozess können wir im kollektiven, im globalen, aber auch im persönlichen Leben beobachten und erleben. Doch wir Menschen haben die Möglichkeit, diesen Prozess mit unserem eigenen Bewusstsein zu beschleunigen, indem wir uns unseres Selbst bewusst werden. Indem wir erkennen, welche Blockierungen und Traumata wir in uns tragen. Indem wir begreifen, dass jeder Einzelne das kollektive Bewusstsein mitprägt.

Das heißt, wir sollten das Augenmerk nicht auf die anderen richten, sondern in erster Linie auf unseren eigenen Prozess. Für viele ist es schwieriger, sich mit sich selbst zu beschäftigen, als mit dem Finger auf andere zu zeigen. Dieser Prozess erfordert den Mut, durch die Angst zu gehen. Mut zur eigenen Ehrlichkeit, die eigene Komfortzone zu verlassen und in Kauf zu nehmen, dass sich das Leben verändert, dass sich unsere Beziehungen und sozialen Kontakte verändern.

Gerade jetzt ist es wichtig, sich zu zentrieren, um in sich ruhen zu können. Sich Zeit zu nehmen für die feinstoffliche Hygiene und um das eigene Energiefeld zu klären. Verantwortung dafür zu übernehmen, was und wie du bist. Keine Ausflüchte, warum eine Veränderung gerade jetzt nicht möglich ist; denn dein Verstand wird immer wieder Gründe finden können, warum du noch warten solltest. »Es passt im Moment nicht, ich muss noch die richtige Zeit abwarten.« Diese Ausflüchte kennt sicher jeder. Doch deine Seele kennt keine Ausflüchte, sie möchte wachsen und sich entwickeln, sich befreien von all den Mustern, Blockierungen und Schmerzen im feinstofflichen Körper.

Deine Seele strebt nach Vollkommenheit, nach Gleichgültigkeit im Sinne von Gleichwertigkeit. Es ist diese Schönheit, die ganzheitlich strahlt, die spürbar bis in die tiefsten Tiefen der Zelle ist und nicht an der Oberfläche stehen bleibt. Eine Schönheit, die mit allen Sinnen wahrgenommen werden kann. Das ist unser Sehnen, was uns immer wieder dazu bringt, zu inkarnieren. Nutze die Zeit, die du während deiner Inkarnation bekommen hast, und mache das Beste daraus!

Lerne zu erkennen, was dich ablenkt und davon abbringt, die Stimme deiner Seele zu hören! Die Flut an täglichen Informationen aus den verschiedensten Medien macht es dieser Stimme immer schwerer durchzudringen. Sei dir dessen bewusst und nimm dir Auszeiten in der Natur, damit du deine Seele wieder hören kannst und sich deine Sinne von einer permanenten Reizüberflutung erholen können! Viele Menschen sind nicht mehr in der Lage, Stille oder Nichtstun auszuhalten. Achte darauf, wie es dir damit geht!

Warum sind wir kaum mehr in der Lage, Stille und Nichtstun auszuhalten? Könnte es sein, dass wir nicht ertragen, was in uns aufsteigt? Alle unsere Verletzungen, unsere schmerzhaften Gefühle, die wir im Laufe verschiedener Leben gespeichert und in unserem Schmerzkörper eingeschlossen haben. Diese Triggerpunkte, die uns immer wieder in ähnliche Erfahrungen bringen, nur damit wir uns diesen Schmerzpunkten stellen können und uns weiterentwickeln zu dem, was wir gemäß der Natur sind: Lichtwesen, die ihren göttlichen Kern nach außen strahlen lassen und wissen, was absichtslose Liebe meint.

Wir haben lange Phasen der Dunkelheit erlebt und in Äonen von Jahren vergessen, wie es sich anfühlt, ein Lichtwesen zu sein, eingebettet in die Liebe und die Gnade des Lichts der Urschöpfung. Wir sind schöpferische Wesen. Also lasse uns unseren Schmerzkörper heilen, lasse uns uns wieder daran erinnern, wie es war! Damit wir wieder zu dem werden, was wir in unserem tiefsten Kern sind. Liebende Wesen, gefüllt mit Licht und einer direkten Verbindung zu unserer Urquelle.

13 | Die Heilung des Schmerzkörpers

Ist es möglich, den Schmerzkörper zu heilen? Tief in meinem Herzen weiß ich: Ja, es ist möglich. Ich habe selber schon so vieles in meinem Schmerzkörper heilen dürfen und erfahren, wie es sich anfühlt. Es gibt so viele verschiedene Arten von Heilung. Das Leben selbst ist voller Wunder, wenn wir uns erlauben, dass ein Wunder geschehen darf; und wenn wir dann noch unseren Geist für das Unfassbare öffnen, sind auch Spontanheilungen möglich.

Vielleicht hast du dir gelegentlich die Frage gestellt: »Warum immer ich? Was mache falsch? Ich habe doch alles versucht, was möglich war. Was kann ich tun, um meine eigenen Muster nicht mehr zu nähren und weiter zu bedienen?«

Du hast bereits einen ersten Schritt gemacht! Du bist dir deines Schmerzkörpers bewusst geworden, auch wenn du noch nicht genau weißt, wo und wann dein Muster entstanden ist. Erfahrungen, die deinen Schmerzkörper triggern und dich von Neuem in einen Schmerz bringen, sind oft mit Selbstverurteilung verbunden. Hier kann sich der Verstand sehr schnell einklinken, die Selbstverurteilung verstärken und dadurch den Schmerzkörper erneut nähren. Im Sinne von: »Ich bin selbst schuld. Hätte ich doch nur besser aufgepasst. Ich weiß doch, dass ich immer wieder in die gleichen Erfahrungen hineingerate. Warum passieren immer mir diese Fehler? Das habe ich nicht verdient!«

Ich glaube, die meisten kennen diese Zweifel und die eigenen Bewertungen, die sich ins Denken einschleichen. Das ist dein Verstand, der dich schwächt und dich weiter in deinen Mustern halten möchte. Dadurch bist du nicht mehr zentriert und in deiner Mitte und wirst geschwächt in deiner Energie. Zweifel finden in diesem Zustand einen guten Nährboden und bestärken den Schmerzkörper und deine Selbstverurteilung. Doch es ist deine Entscheidung, ob du das weiterhin willst oder nicht. Damit wäre der nächste Schritt, um diese Muster aufzulösen, eine bewusste Entscheidung.

Warum sind bewusste Entscheidungen so wichtig? Unser Körper im Zusammenspiel mit den feinstofflichen Körpern ist wie ein Räderwerk, das ineinandergreift und sich gegenseitig unterstützt. Eine bewusste Entscheidung können wir nur treffen, wenn wir die Hoffnung auf Heilung haben und darauf vertrauen, dass Heilung möglich ist. Ich stelle mich meinem Schmerz, auch wenn es unangenehm ist. Ich übernehme die Verantwortung für meinen Schmerz und akzeptiere, dass ich der Verursacher meines Schmerzes bin. Ich zentriere mich in meiner Mitte und bin in der Verbindung mit der Erde und der Energie aus der Urquelle. Ich bin in der Verbindung mit meiner Seele.

Oft kommt der Einwand, dass der andere mir diesen Schmerz zugefügt hat. Warum muss ich das bei mir lösen? Doch erinnere dich an das Kapitel von Karma als Ursache unserer Erfahrungen! Du hast diesen Schmerz zugelassen. Ich weiß, unser menschlicher Verstand macht es uns schwer, sich von den eigenen Erfahrungen zu distanzieren und diese aus der Perspektive des Zuschauers zu betrachten. Hier kann es hilfreich sein, wenn du dir vorstellst, wie du dich in den Zuschauerraum setzt und deine Erfahrung als Theaterstück auf einer Bühne ablaufen lässt. Das gibt dir die Möglichkeit, deine Erfahrung neu zu bewerten.

Es ist gut möglich, dass allein durch das Betrachten aus der Distanz eine Neubewertung dieser Erfahrung stattfinden kann. Das kann bereits dazu führen, dass der Schmerz abgeschwächt wird; oder es gibt dir die Möglichkeit, den Sinn hinter der gemachten Erfahrung zu erkennen. Allen Erfahrungen liegt ein Sinn zugrunde. Doch dieser Sinn wird es niemals sein, dich zu quälen oder zu bestrafen, sondern dich für die Erkenntnis der Ursache aufzuwecken, damit ein Ausgleich geschaffen werden kann. Hier kann es hilfreich sein, sich an ähnliche Erfahrungen zu erinnern, sodass du einen roten Faden in deinen immer wiederkehrenden Erfahrungen erkennen kannst.

Unter Umständen wirst du feststellen, dass du einige deiner Dramen selbst erschaffen hast. Du hast Regie in deinem eigenen Drama geführt. Ich weiß, diese Erkenntnis ist nicht schmeichelhaft, doch sie kann trotzdem hilfreich sein und dich in deinem Prozess von Heilung und Bewusstwerdung weiterbringen. Und das ist es, worum es letztendlich geht. Selbstverurteilung oder die Verurteilung anderer sind große Themen bei vielen Menschen, doch über dich oder andere den Stab zu brechen, bringt dich keinen Schritt weiter. Das ist wichtig, um die Erkenntnis zu gewinnen. Anderen Menschen, aber auch dir selber zu verzeihen, kann sehr befreiend sein.

Es geht niemals darum gutzuheißen, was oder wer dir geschadet hat, sondern es geht um die Befreiung aus deinen Mustern. Gefühle wie Wut, Hass oder unterdrückte Trauer zerstören dich scheibchenweise und schaden dir bis in den Kern. Das kann so weit gehen, dass du körperliche Beschwerden bekommst. Beschwerden, die durch deinen Schmerzkörper entstanden sind. Überhaupt ist verzeihen zu können ein wichtiger Schlüssel deiner Bewusstseinsentwicklung und der Heilung deines Schmerzkörpers.

Negative Gefühle führen in eine Abwärtsspirale. Sie nehmen dir mit der Zeit die Fähigkeit, lieben zu können, und schwächen dein Energiefeld. Diese Schwächung geschieht oft unbemerkt und schleichend. Positive Gefühle und Gedanken werden immer weniger oder werden kaum mehr wahrgenommen. Langfristig werden diese Menschen krank an Körper und Seele, weil sie in einer Blase stecken, in der nur noch die negativen Emotionen bedient werden, so dass der Schmerzkörper immer weiter gefüttert wird.

Vielleicht bist du dir deines Schmerzkörpers bewusst und hast den aufrichtigen Wunsch, endlich aus diesem Kreislauf auszubrechen, um dich deinem Schmerzkörper zu stellen und Blockierungen und Muster aufzulösen. Vielleicht ist der Schmerz noch zu wenig leidvoll, und du schaffst es immer wieder, diesen zu verdrängen. Du stürzt dich in eine neue Beziehung, in neue Projekte, die für einen Moment Endorphine in deinem Körper ausschütten und dazu führen, dass du dich für einen kurzen Moment wieder richtig gut fühlst. Irgendwo in deinen Tiefen ahnst du, dass dieses Hoch von begrenzter Dauer sein wird, und es abhängig ist von Situationen und von anderen Menschen. Sobald sich an der Situation etwas ändert oder der Mensch sich anders verhält, tauchen die Blockierungen und damit die negativen Gefühle aus der Tiefe deines Seins auf und machen sich bemerkbar.

Irgendwann wird es immer schwieriger, diese Gefühle zurückzudrängen. Das Leben selbst schafft dir Möglichkeiten, dich deinen Gefühlen zu stellen, sie anzunehmen und dadurch deinen Schmerzkörper Stück für Stück zu heilen. Unser Leben verläuft zyklisch, und es gibt bestimmte Zyklen im Leben jedes Menschen, Zyklen, die dir diese Möglichkeit schaffen. Es würde den Rahmen dieses Buches sprengen, im Detail auf diese Zyklen einzugehen, aber meine Beobachtung bei der Arbeit mit Menschen ist, dass sich wichtige Zyklen im Alter zwischen fünfunddreißig und zweiundvierzig Jahren, zwischen neunundvierzig und zweiundfünfzig Jahren sowie um das Alter von siebenundfünfzig Jahren abspielen. Diese Zyklen fördern die Bewusstwerdung und das Sichtbarmachen des Schmerzkörpers und dadurch auch die Heilung.

Die meisten Menschen entwickeln ihr Bewusstsein erst dann, wenn die psychischen oder körperlichen Schmerzen zu stark geworden sind und nicht mehr ignoriert werden können. Dann ist der Druck im Inneren so groß geworden, dass er sich im Alltag störend bemerkbar macht. Es entstehen Depressionen (unter Druck stehen), Zwänge, Neurosen oder psychosomatische Störungen. Dafür gibt es dann irgendwelche Pulver und Tabletten, und die Welt ist für einen Moment wieder in Ordnung. Natürlich kann ein Medikament hilfreich sein, um einen Zustand zu stabilisieren, doch wenn die Ursache des Problems nicht gelöst wird, kann keine Heilung des Schmerzkörpers stattfinden.

Viele Menschen haben Angst, sich mit ihren Blockierungen und Mustern zu befassen, weil sie fürchten, was sich offenbart. Meistens ist das, was sich offenbart, nicht zum Fürchten, sondern das ist nur die Vorstellung davon, was es sein könnte. Und schon sind wir wieder beim Verstand angelangt, der unsere Befürchtungen schürt. Habt ihr schon festgestellt, dass euer Verstand, wenn es darum geht, euch zu stärken, auch so kraftvoll ist? Wohl kaum, weil er dann die Autorität über euch verliert und das Leben nicht mehr kontrollieren kann. Er wird immer wieder Zweifel säen, dich infrage stellen und verunsichern, so dass du schnell deinen Mut zur Veränderung wieder verlierst.

Ich weiß, ich habe das schon einige Male erwähnt, doch es kann nicht oft genug erwähnt werden, damit du merkst, wie deine Gedanken über dich bestimmen.

Die Angst vor Veränderung ist die Angst davor, dass sich dein Leben tiefgreifend verändert. Es ist die Angst vor dem, was möglicherweise kommt, vor den Unsicherheiten. »Werde ich noch geliebt; wird mich mein Partner nicht mehr mögen, wenn ich mich so zeige, wie ich bin? Was ist, wenn ich meine ganzen Schwächen offenbare? Wenn ich mir erlaube, die Wahrheit auszusprechen, und dabei in Kauf nehme, dass mein Gesprächspartner enttäuscht ist?« Das sind alles deine Befürchtungen, und wenn du das genau hören kannst, dann merkst du, dass es deine Gedanken sind, die aufsteigen und dich verunsichern.

Es ist viel Mut nötig, um mit dieser Unsicherheit umzugehen und den eigenen Verstand in die Schranken zu weisen. Ich weiß, es ist anstrengend und ermüdend. Doch stelle dir einmal vor, du hörst auf deine Seele und dein Herz! Vielleicht weißt du, wie es sich anfühlt, wenn du deinem Herzen folgst, was es auch immer fordert. Auch ein Nein an der richtigen Stelle kann heißen, deinem Herzen zu folgen. Doch Nein zu sagen, lernst du weder in der Schule noch in den meisten Familien. Es ist etwas, was viele Menschen ganz ohne Hilfe lernen müssen.

Wir leben in einer homogenisierten Welt und lernen bereits in der Schule zu glauben, was die Lehrkraft sagt. Egal, ob es stimmt oder nicht. Du lernst nicht, dir eine eigene Meinung zu bilden. Vielleicht ist es für dich einfacher, der Masse zu folgen und deine Verantwortung abzugeben. Möglicherweise ist das einfacher, aber ganz sicher ist das nicht erfüllend für deine Seele.

Deine Seele will wachsen, also wird sie dich immer wieder dazu drängen, die blockierten Wege zu räumen. Steine, die dem Fluss des Lichts im Wege stehen, zu beseitigen. In dir steckt eine tiefe Sehnsucht, wieder mit der absichtslosen Liebe verbunden zu sein. Geliebt zu werden, sich geborgen zu fühlen, mit der Schöpferkraft in Verbindung sein. Diese unglaubliche Urkraft, die in uns allen steckt und von deren Zugang wir uns vor vielen tausend Jahren nach und nach entfernt haben.

Vielleicht stellst du dir einmal folgendes Bild vor: Du stehst vor deinem Haus. Es ist kuschelig warm. Du weißt, hier ist die Liebe zu Hause. Zwischen dir und deinem Haus liegt ein großer Berg aus Schnee. Du hast nun zwei Möglichkeiten: Du ziehst in das kalte, lieblose und karge Gartenhaus, das jetzt für dich leicht erreichbar ist. Vielleicht erscheint es sogar verlockend, weil du es sofort erreichen kannst. Oder du triffst eine Entscheidung und räumst den Schnee vor deinem lichtvollen Haus weg. Diese Vorstellung gibt dir ein Gefühl der Anstrengung und des Zweifels, ob sich diese Arbeit auch wirklich lohnt. Wäre es nicht einfacher, sich mit dem kleineren Übel abzufinden und dem Gefühl nachzugeben, dass du es ohnehin nicht schaffst, dich bis zum lichtvollen Haus durchzugraben?

Doch irgendwann wird die Sehnsucht nach dem warmen und hellen Haus so groß, dass du deine Ängste überwindest, eine Schaufel ergreifst und zu graben beginnst. Der erste Schnee ist hart, die Schaufel liegt schwer in deiner Hand, und du spürst, wie müde du bist. Zweifel breiten sich aus, ob sich dieses Graben auch wirklich lohnt. Vielleicht setzt du dich hin und ruhst etwas aus, stärkst und motivierst dich von Neuem, um weiter zu graben. Du hörst Geschichten von Menschen mit strahlenden Augen und einem Lachen im Gesicht. Es sind diejenigen, die es geschafft haben, den Schnee vor ihrem lichtvollen Haus abzutragen. Es sind diese Menschen, die wissen, wie es sich anfühlt, den Schnee wegzuräumen. Sie haben es geschafft. Das macht dir Mut und gibt dir den Willen, weiter zu graben, denn du erkennst, dass es möglich ist, dein Ziel zu erreichen.

Der Moment, in dem du das Licht durch den Schnee sehen kannst, dieses strahlende, warme und liebevolle Licht, ist die Entschädigung für all die Mühen, die du auf dich genommen hast. Du spürst, das Graben ist leichter geworden. Das Licht aus deinem Haus spornt dich an und gibt dir das Gefühl, dass es die richtige Entscheidung war, diesen Weg zu gehen, auch wenn er ein anstrengender und schmerzvoller war. Du möchtest wieder einziehen in dieses lichtvolle Haus, dich in ihm ganz geborgen fühlen und dich mit ihm verbinden.

Diese kleine Parabel möchte dir Mut machen, den Weg der Schmerzkörperheilung zu gehen, auch wenn dieser Weg nicht immer leicht ist. Doch mit jedem Schritt, den du gehst, spürst du mehr Leichtigkeit. Du verspürst kleine Veränderungen im Alltag, etwa dass du nicht mehr auf jede Provokation reagierst. Vielleicht gewinnst du auch eine andere Sichtweise zu deinen eigenen Erfahrungen. Es sind diese kleinen, kaum wahrgenommenen Veränderungen, die von einem kleinen Bach irgendwann zu einem großen Strom werden und deinen Schmerzkörper nach und nach klären und die Blockierungen auflösen. Immer öfter wirst du beobachten können, wie sehr dich dein Schmerzkörper in deinem Leben geprägt und dein Verstand dich von der Liebe weggeführt hat.

14 | Möglichkeiten der Heilung

Das, was in dir den größten Druck erzeugt, ist Angst. Angst an sich ist etwas Natürliches, solange es um gerechtfertigte Überlebensängste geht. Doch zum aktuellen Zeitpunkt werden wir in der westlichen Zivilisation nur noch selten mit Überlebensängsten konfrontiert. Unsere heutige Angst ist eher eine Furcht vor etwas, das wir nicht planen können. Wenn du etwas befürchtest, dann nährst du damit die Angst. Ich kann eine Furcht bestärken (intensivieren), ich kann aber auch etwas bestärken, was mich stärkt (befruchtet). Achte auf deine Wortwahl! Ja, es ist sehr wichtig, die Art und Weise, in der du dich ausdrückst, zu beobachten. Achte auf deine Worte, denn Worte sind ausgesprochene Gedanken, die sich als eine Energie manifestieren. Vielleicht erinnerst du dich noch, dass Gedanken deinen Astralkörper mitbeeinflussen? Es spielt eine große Rolle, was du denkst und was du aussprichst. Ob du etwas nur denkst, ist nicht so relevant. Doch wenn wir etwas aussprechen, ist es kraftvoller – für dich selbst und für andere.

Jeder Mensch trachtet nach Sicherheiten. Es sind meistens die vermeintlichen Sicherheiten in der materiellen Welt. Gerade in Zeiten von großen Umbrüchen fallen viele von uns als selbstverständlich betrachtete Sicherheiten zusammen. Sicherheiten sind ein Konstrukt oder ein Konzept. Vermutlich wirst du jetzt einwenden: »Wenn ich viel Geld auf meinem Konto habe, kann mir nichts passieren.« Und ich werde erwidern, dass das nur eine vermeintliche Sicherheit ist.

Warum ist das so? Weil du niemals wissen wirst, ob dein Geld noch etwas wert sein wird. Dein Haus, dein Auto, all dies sind nur vermeintliche Sicherheiten, die uns das Gefühl geben, sicher zu sein. Aber sind wir das wirklich?

Überlege einmal, was du wirklich brauchst, um dich sicher zu fühlen! Ist es die Materie um dich herum? Oder ist es etwas völlig anderes? In Abhängigkeit von Materie wirst du immer eine Grundangst in dir tragen. Die Angst, etwas verlieren zu können. Das heißt, du stehst in einer Abhängigkeit mit deinem materiellen Besitz. Hilft dir das, gesund zu bleiben? Ich denke nicht.

Was wäre, wenn du in deinem Licht, im Urvertrauen leben kannst, das für dich bereitsteht, das für dich bestimmt ist? Der größte Gegenspieler ist deine Angst. Sei es die Angst vor Verlust oder die Angst vor dem Tod, die Angst einen Menschen zu verlieren. Es ist die Angst vor dem, was du nicht kennst. Meistens ist es die Angst vor etwas, das größer ist als das Ereignis selbst. Glaube mir, ich habe viel Erfahrung darin gesammelt. Ich habe zweimal mit meinen Ahnen geplaudert (Nahtod-Erfahrung), habe dreimal in meinem Leben bei Null begonnen und konnte während eines halben Jahres nicht mehr aus dem Haus, weil meine Panikattacken zu stark waren. Und doch lebe ich immer noch.

Du hast in deinem Leben nichts sicher. Das Einzige, was du in dir hast, sind dein Licht, deine Seele, dein Wissen und dein Urvertrauen. Das Leben an sich ist instabil und birgt Risiken. Es gibt kein Leben ohne Risiko. Es gibt keine Sicherheiten, das ist ein Konzept des Verstandes, und genau das ist es, was uns Menschen manipulierbar macht. Erinnere dich an Situationen in deinem Leben, wo du verbunden warst mit dem Licht der Urquelle und deinem Selbst! Hast du in diesem Moment in irgendeiner Form Angst verspürt und an Sicherheiten gedacht? Ich glaube nicht. Ich weiß, dass diese Momente kurz sein können. Doch es gibt sie, und du kennst sie auch. Erinnere dich immer wieder daran, denn sie schenken dir Kraft. Richte deine Aufmerksamkeit auf diese Momente und nicht darauf, was dir fehlt, denn das vermittelt dir ein Gefühl des Mangels!

Was für Möglichkeiten gibt es, dir deines Schmerzkörpers bewusster zu werden und dadurch die Heilung anzustoßen?

Hier möchte ich nochmals darauf hinweisen, dass es auch Spontanheilung geben kann. Ich sehe das so: Wenn die Zeit, die Menschen, die ganzen Abläufe um dich herum für dich genau richtig sind, also wenn alles zum richtigen Zeitpunkt abläuft und dein Vertrauen in das Licht da und deine Seele offen für Heilung ist, dann ist spontan eine Heilung möglich. Dann schwingst du synchron mit deinem Lebenslauf und deiner Seele.

Was uns oft im Wege steht, sind eigene Glaubensmuster und eine innere Überzeugung, dass Spontanheilung nicht möglich ist. Wir glauben nicht, dass etwas Gutes und Großartiges möglich ist, ohne dass wir etwas dazu beitragen. Viele Menschen verharren in dem Glaubensmuster, dass ohne Leistung nichts möglich ist. Erst wenn es anstrengend ist, haben wir das Gefühl, dass wir etwas verdient haben. Das Leben darf leicht sein, es steht nirgendwo geschrieben, dass unser Leben hart sein muss. Es lohnt sich, einmal die eigenen Überzeugungen und Glaubensmuster zu überprüfen. Die meisten Menschen werden feststellen, dass die eher negativen Überzeugungen zahlreicher und selbstverständlicher vorhanden sind.

Doch es ist kein Geheimnis, dass Spontanheilung nicht immer möglich ist. Deshalb können folgende Schritte dir dabei helfen, das Bewusstsein für deinen Schmerzkörper zu wecken und dadurch Heilung zuzulassen.

Die einzelnen Schritte erfolgen in einer »logischen« Reihenfolge. Das heißt nicht, dass diese Reihenfolge für dich die einzig richtige ist. Es gibt kein Richtig oder Falsch. Auch gibt es keine Zeitangaben, wann Schritt 1 oder 2 ausgeführt werden sollte. Der Mensch ist ein einzigartiges Individuum. Jeder braucht genau die Zeit, die für ihn nötig ist, und hat seinen eigenen Rhythmus. Das Nachfolgende stammt aus meiner eigenen Erfahrung und soll eine Unterstützung für deinen Prozess sein, um dir diesen zu erleichtern.

Wenn es Schritte gibt, die dir im Moment überhaupt nicht zusagen, dann lasse sie aus und gehe zum nächsten über. Wie gesagt, es gibt keine festen Regeln.

1. Ich erkenne, es gibt ein Muster, eine Programmierung oder ein Gefühl, das mich in die immer wieder gleiche Erfahrung bringt.

   Diese sich wiederholenden Muster bringen dich in Erfahrungen wie in einer Dauerschleife, meistens verbunden mit Glaubenssätzen oder ähnlichen, sich wiederholenden Gefühlen.
   Der Moment der Erkenntnis ist ein erster wichtiger Schritt, um in eine Veränderung einzutreten. Ich erkenne, dass sich Situationen oder Erfahrungen ähnlich sind und meistens in einem negativen Gefühl enden.
   Vielleicht hilft es dir, wenn du einige schmerzhafte Erfahrungen in deinem Leben schriftlich festhältst, um so den roten Faden einfacher zu finden. Etwas aufzuschreiben hilft auch, die Gedanken besser zu sortieren und sich genauer auszudrücken. Das kann für diesen Prozess sehr hilfreich sein.

2. Ich treffe eine bewusste Entscheidung in der Hoffnung und im Vertrauen, dass Heilung möglich ist.

   Diesen Schritt empfinde ich aus Erfahrung als sehr wichtig, weil er einfach und direkt ist. Wenn man eine bewusste Entscheidung trifft, dann fokussiert man seine ganze Energie auf die Heilung, und darum geht es bei diesem Schritt. Man sagt zu einer Veränderung Ja. Man befasst sich damit, ob man in der Hoffnung und in diesem Vertrauen ist. Wenn das nicht der Fall ist, macht man sich Gedanken darüber, weshalb das so ist. Man spürt in seinem Körper nach, was eine Entscheidung auslöst.

3. Ich übernehme die Verantwortung für meinen Schmerz und akzeptiere, dass ich der Verursacher bin.

   Das ist ein sehr relevanter Schritt, denn damit hat man das Prinzip von Karma verstanden und ist bereit, seine Muster unter diesem Aspekt zu betrachten und keinen Schuldigen außen zu suchen. Ist es mir möglich, eine neue Perspektive einzunehmen, so dass eine Neu-Bewertung einer bestimmten Situation möglich wird? Ich glaube, dieser Schritt ist für viele Menschen der schwierigste, sind wir doch gewohnt, Situationen und Erfahrungen zu bewerten. Im Sinne von: »Das war eine gute Erfahrung« oder »Das war eine schlechte Erfahrung, die ich nie mehr machen möchte«. Das kennst du sicher auch. Doch jede neue Erfahrung wird bewertet auf der Basis einer alten.

4. Ich gehe in die Distanz, um eine von mir gemachte Erfahrung differenziert zu betrachten, so dass ich eine andere Perspektive einnehmen kann und meine Rolle erkenne.

Eine neue Sichtweise auf eine Erfahrung ist sehr wichtig, denn diese verändert das Gefühl, das mit der Erfahrung verbunden ist. Ist es positiver geworden oder eher negativer? Was hat sich genau verändert? Vielleicht schreibst du dir auch hierzu ein paar Gedanken auf.

Ich bin der Regisseur meiner Dramen und damit meiner Erfahrungen. Ich habe eine Rolle in meinem eigenen Stück. Die Frage ist, ob ich noch weitere Dramen brauche oder nicht. Es gibt Menschen, die lieben es, ab und zu in einem Drama zu stecken. Das macht das Leben für sie etwas interessanter. Wenn ich mir dessen bewusst bin, dann bekommt das Drama eine andere Bedeutung.

Wenn ich den Sinn einer erlittenen schmerzhaften Erfahrung erkennen kann, dann hat der Heilungsprozess bereits begonnen. Jeder vorangegangene Schritt ist ein Stück auf dem Weg dahin. Wie lange die einzelnen Schritte dauern, ist unterschiedlich und abhängig vom einzelnen Individuum. Es gibt keine Regeln in Bezug auf die Dauer. Der eine ist so schnell, dass es schon fast eine Spontanheilung ist, der andere braucht sehr lange dazu. Beides ist richtig – aber wichtig ist der Weg.

Diese Auflistung der Schritte ist kein Muss. Sie ist als Hilfestellung gedacht, den eigenen Prozess zu erkennen. Sicher kennst auch du die Momente, wo sich Zweifel einschleichen oder das Gefühl, auf dem falschen Dampfer zu sein. Das ist dein Verstand, der versucht, dich in deinen alten Mustern zu halten; denn diese sind dir vertraut, und du weißt, wie du funktionierst.

Eine große Hürde in unseren Bewusstseinsprozessen und in der Auflösungsarbeit ist der eigene Widerstand. Wenn es doch für meinen Körper hilfreich sein kann, meine Muster und Programmierungen aufzulösen, damit mein Schmerzkörper nicht mehr so dominant ist und mein Leben steuert, warum lasse ich das nicht zu? Weshalb gehe ich in den Widerstand?

Eine Antwort hierauf kann sein, dass es die Angst ist, die dich davon abhält, in deine ganze Größe zu gehen. Es ist die Angst vor Veränderung, denn du möchtest gerne an Altem und Gewohntem festhalten, denn du weißt nicht, wie das Neue aussehen wird. Du wirst aber erst erfahren, wie sich das Neue anfühlt, wenn du die Erfahrung gemacht hast.

Genau diese Angst hält viele Menschen davon ab, die Schritte zu gehen, die notwendig sind, um das Neue zuzulassen. Alten Schmerz sowie belastende Erfahrungen aufzulösen und loszulassen. Was wäre, wenn die Angst nicht wäre? Wenn du spürst, dass du im Widerstand bist und Angst vor einer neuen Situation oder Erfahrung hast, dann solltest du dir immer wieder diese eine Frage stellen: Was wäre, wenn die Angst nicht wäre? Wie würdest du entscheiden, wenn es die Angst nicht gäbe? Was würdest du sagen, wenn die Angst, abgelehnt zu werden, nicht in dir wohnte? Wie würdest du dich verhalten, wenn du deiner Seele folgen könntest und die Angst verschwinden würde?

Diese Fragen können endlos ausgeweitet werden. Angst ist eine niedrige Frequenz und hält uns in unseren alten Mustern fest. Heilung heißt, ich treffe die Entscheidungen, die für mich richtig und wichtig sind, die meiner inneren Wahrheit, meinem Gefühl entsprechen. In diesem kollektiven Prozess steht die Menschheit, um das Bekenntnis zu einer inneren Wahrheit, die aus dir kommt und nicht von deinem Verstand angepasst worden ist, in eine homogenisierte Welt zu tragen. Du bist dafür verantwortlich, was du nach außen bringst, nicht die anderen.

Hierzu habe ich einen meditativen Text verfasst:

Wahrheit – innere Wahrheit – Seele
Höre ich meine Seele, ist meine innere Wahrheit laut genug?
Was ist meine innere Wahrheit?
Wie spüre ich, dass ich mit meiner Seele in Kontakt bin?
Wie fühlt es sich an, mit meiner Seele in Berührung zu sein?
Ist es leise, ist es laut?
Authentisch sein, ein modernes Schlagwort; was heißt es, authentisch zu sein? Wenn ich mit meiner Seele in Kontakt bin, bin ich authentisch; dann, nur dann, egal, welche Wahrheit darin enthalten ist. Innere Wahrheit ist individuell. Innere Wahrheit ist kein Konzept, folgt keinem Guru und ist nicht zu erlernen.

Innere Wahrheit ist Liebe,
die unendliche Liebe meiner Seele zu spüren.
Innere Wahrheit, in Kontakt mit meiner Seele zu sein.
Zuzuhören, was meine Seele mir sagen will,
meine Seele, nicht mein Verstand. Eine Wahrheit,
die in meinem Inneren ist, die für mich richtig ist,
nicht für dich und nicht für dein Umfeld.

Die Wahrheit, die aus meiner Seele aufsteigt und langsam in die Schichten all meiner Körper dringt. Schicht um Schicht, sich grenzenlos ausweitet und nach und nach im Äußeren sichtbar wird.

Das ist die Wahrheit meiner Seele, das ist meine Authentizität. Meine und nicht deine. Erwache in deiner eigenen Wahrhaftigkeit und deiner ganzen Größe, und lasse dich von deiner Seele tragen!

Das bringt dich in deine Größe, in deine Kraft, sodass dein Inneres nach außen strahlen kann. Es bringt dich nach und nach wieder in Kontakt mit deiner Seele, sodass du die unendliche Liebe, die in deiner Seele steckt, spüren kannst. Wenn dein Inneres nach außen strahlen kann, wirst du gesehen und kannst dich nicht mehr verstecken. Gesehen zu werden meint, ich zeige mich, ich stelle mich hin und nehme eine Position ein. Ich zeige meine Persönlichkeit.

Je mehr belastende Themen in deinem Schmerzkörper gelöst sind, desto freier wirst du. Die Verbindung mit deiner Seele wird gestärkt, und dir gelingt (wieder) die Verbindung mit der Urquelle. Es löst sich nichts auf, was du in deinem Leben brauchst. Es wird dir nichts genommen, was du für dein Wachstum benötigst. Menschen, die für dich, deine Seele und deinen Prozess wichtig sind, bleiben in deinem Leben. Andere verschwinden aus deinem Leben, sei es, dass der Prozess beendet ist oder dieser Mensch für deine Entwicklung nicht mehr wichtig ist.

Verzeihen zu können, ist ein wichtiger Schritt auf dem Weg zu deiner inneren Heilung. Den Menschen zu vergeben, die dir »Schaden« zugefügt haben. Die Dramaturgie deiner eigenen Geschichte zu erkennen und diese zu akzeptieren. Dir selbst zu verzeihen, dass du zugelassen hast, was du zugelassen hast. Interessanterweise ist das für viele schwieriger, als einem anderen Menschen zu vergeben. Selbstverurteilung ist weit verbreitet und ein ganz hartnäckiges Muster. Verzeihen heißt nicht, dass du gutheißt, was passiert ist, sondern vorrangig, dich davon zu befreien. Wut, Zorn und Hass zerstören niemals den anderen, sondern nur dich selbst. Sie zerfressen deine Seele und schädigen deine Integrität, dein Selbst – und sie können deinen Körper krank machen. Es sind diese Emotionen, die deinen Schmerzkörper weiterhin füttern und ihn größer und größer werden lassen.

Wenn du deinen Schmerz, deinen Frust und deine Enttäuschung auf andere projizierst, änderst du nichts, weder bei dir noch in deinem

Umfeld. Im Gegenteil, du gibst diese Energien auch an das kollektive Bewusstsein weiter. Das hilft weder dir noch der Menschheit sich weiterzuentwickeln, um in eine harmonischere, liebevollere Phase zu kommen. Wenn ich meine Muster verändere und dadurch meinen Schmerzkörper reduziere, hat dies nicht nur auf mein eigenes Energiefeld eine Wirkung, sondern auch auf meine Umgebung und auf das kollektive Bewusstsein.

Unser Universum besteht nicht aus vielen verschiedenen Einzelenergien, sondern ist ein lebender Organismus, der mit allem verbunden ist. Somit hat alles eine Auswirkung auf das Ganze. Etwas, das wir uns immer wieder vor Augen halten sollten. Wir haben uns in den letzten sechshundert Jahren mit viel Einsatz und Kraft unserer eigenen Individualisierung gewidmet und dabei aus den Augen verloren, dass wir ein Teil eines Ganzen und alle mit demselben Licht verbunden sind. Es ist Zeit, uns wieder mit diesem Licht aus der Urquelle zu verbinden. Wir werden trotzdem jeder für sich ein einzigartiges Wesen sein, doch verbunden mit allem, was ist. Das wird möglich sein, wenn wir uns unseres Schmerzkörpers bewusst sind und all die eigenen Missschöpfungen aufgelöst und geklärt haben. Wenn wir unsere eigenen Programmierungen, unsere Blockierungen durchschaut, bewusst gemacht und aufgelöst haben. Dann ist unser Körper bereit für die neuen Energiefrequenzen. Die Verbindung zum Licht wird möglich und darf sich ausbreiten.

15 | Erfahrungen aus der Schmerzkörper-Therapie

In meiner Praxis arbeite ich schon einige Jahre mit den verschiedensten Techniken, um Blockierungen im Energiefeld und im Körper aufzuspüren. Dazu gehört auch, die darin enthaltenen Themen ins Bewusstsein zu bringen, um einen Auflösungsprozess zu starten. Ich bin immer wieder erstaunt, wie stark Blockierungen den Körper, aber auch das Verhalten eines Menschen im Alltag prägen. Es ist schön zu sehen, was passiert, wenn diese Blockierungen gelöst werden und die dazugehörigen Resonanzpunkte nicht mehr wirken. Wenn das ursprüngliche Trauma gefunden und gelöst wird, ist der Resonanzpunkt nicht mehr vorhanden und der Schmerzkörper wird kleiner. Nicht jedes Trauma ist gleich stark verankert. Es gibt Themen, die noch nicht so alt sind und deshalb schneller gelöst werden können. Dann gibt es Traumata, die sind sehr alt und wurden über verschiedene Inkarnationen immer wieder von Neuem aktiviert. Hier kann es notwendig werden, verschiedene Facetten dieses einen Themas zu beleuchten, bis der Ursprung gelöst werden kann.

Stelle dir einmal vor, du hast ein Thema, das du schon seit vielen Inkarnationen mitgenommen hast. Du hast Erfahrung um Erfahrung darüber geschichtet. Die Erfahrungen mit diesem Thema haben sich von Inkarnation zu Inkarnation verändert, doch das Kernthema ist immer das Gleiche geblieben. Das heißt, es gibt unglaublich viele Facetten des gleichen Themas. Vielleicht kannst du alles auf einen Schlag lösen. Doch wahrscheinlicher ist es, dass du Zeit brauchst, damit du dich nach und nach an eine neue Energie gewöhnen kannst. Bitte nicht einfach aufgeben, wenn ein Thema nicht auf den ersten Rutsch gelöst wird! Alles auf einmal zu lösen, könnte eine Überforderung deines ganzen feinstofflichen und körperlichen Systems bedeuten. Es erfordert Zeit, bis sich eine neue Energie ausrichten und etablieren kann. Jeder Mensch funktioniert unterschiedlich. Die einen brauchen viel Zeit, andere sind sehr schnell in ihren Prozessen. Beides ist richtig.

Mit dem Einverständnis der betreffenden Klientin, möchte ich an dieser Stelle ein Beispiel aus meiner Praxis erzählen. Selbstverständlich sind die persönlichen Angaben verändert. Eine Frau mittleren Alters ruft mich an, klagt über verschiedene Probleme mit der Familie, aber auch mit sich selbst. Alles klingt etwas unklar und diffus, doch ich spüre einen großen Leidensdruck. Sie hat schon einiges ausprobiert und ist nicht weitergekommen, das heißt, der Leidensdruck wurde nicht gemildert. Sie kommt in meine Praxis, und ich merke schon beim Eintreten, dass sie nervös ist, sich fahrig und unkonzentriert verhält.

Erst einmal schreibe ich alles auf, was sie mir erzählt. Das gibt ihr die Möglichkeit, etwas zur Ruhe zu kommen und sich zu sortieren. Mir gibt es die Möglichkeit, in die Energie dieser Frau einzutauchen und ein Gefühl für ihr Anliegen zu entwickeln. Als Nichtmedizinerin darf ich keine Diagnose stellen, doch mein Gefühl sagt mir, dass viel Angst, wenig Erdung und sehr viel Kontrolle in dieser Frau vorhanden sind. Die Angst und die Nervosität sind Ausdruck der Sorge davor, die Kontrolle zu verlieren und im Boden zu versinken. Im Grunde ist das die Urangst vieler Menschen, »etwas« nicht mehr kontrollieren zu können. Heruntergebrochen ist es die Angst vor dem Tod. Der Tod ist eine Erfahrung, die wir nach jeder Inkarnation durchlebt und erfahren haben, uns jedoch nicht mehr bewusst daran erinnern. Trotzdem ist in unseren Zellen und in unserem feinstofflichen System die Erinnerung vorhanden. Doch es ist wahrscheinlicher, dass hier die unschönen und schmerzhaften Erinnerungen gespeichert sind, also die Erinnerungen an einen schmerzhaften Tod. Es sind diese Schmerzen, die wir versuchen zu verhindern, indem wir unbekannte Situationen kontrollieren.

Bereits während des Gespräches tauche ich in die Grundthematik ein und mache mir Gedanken, wie diese am besten gelöst werden kann. Dazu brauche ich jedoch die Mithilfe des Klienten, denn es geht nicht darum, ihm etwas abzunehmen. Auch wenn viele das gerne hätten. Der Bewusstseinsprozess für das eigene Thema ist wichtig und hilft, den Prozess der Auflösung zu durchlaufen.

Als Erstes mache ich mit dieser Klientin eine Übung, damit die Erdung verbessert wird. Es ist viel schwieriger, mit Menschen zu arbeiten, die nicht geerdet sind und keinen Boden unter den Füßen haben. Menschen wieder in Verbindung mit der Erde und dadurch mit ihrem Körper zu bringen, ist ein wichtiger Schritt; denn ich möchte mit dem Körper und dem Unterbewusstsein des Klienten arbeiten, nicht mit dem Verstand. Dabei definieren gerade Menschen mit fehlender Erdung sich gerne über den Verstand, weil ihnen das ein vermeintliches Gefühl der Kontrolle verleiht. Jedoch handelt es sich hier um die Kontrolle des Verstandes über den Schmerzkörper und nicht über den Körper. So kann keine Heilung stattfinden. Vielleicht ist die Erkenntnis für den Mechanismus möglich, wie diese Blockierung funktioniert, jedoch nicht die Auflösung. Diese sollte über das Gefühl und durch den Körper stattfinden.

Um zu sehen, wo sich im feinstofflichen Feld Blockierungen festgesetzt haben, gehe ich mit der Hand in das Energiefeld der betreffenden Klientin, um die vorhandene Blockierung aufzuspüren. Ich finde es immer wieder interessant, dass sich die Blockierung, die gelöst werden möchte und auch dazu bereit ist, von selbst zeigt. Hier lasse ich mich von meiner Intuition leiten und lasse meine Hand an die richtige Stelle führen. Natürlich ist dafür langjährige Erfahrung erforderlich. Da ich einen Erkenntnisprozess bei den Klienten auslösen möchte, erfrage ich mit dem Pendel, in welchem Alter die Blockierung in dieser Inkarnation entstanden oder neu bestätigt worden ist. Eigentlich ist das Pendel für mich nur ein Hilfsmittel, um etwas für die Betreffenden sichtbar zu machen. Ich habe das Pendeln bereits mit sechs Jahren von meinem Vater erlernt. Es kann hilfreich sein, aber im Grunde geht es auch ohne. Nun brauche ich die Mithilfe der Person. Ich spreche sie auf Erlebnisse in einem bestimmten Alter an, so dass sie in Kontakt mit der betreffenden Erfahrung kommt. Es ist immer wieder spannend zu spüren, wie dadurch die Erinnerung geöffnet wird. In diesem Moment weiß ich, dass ich auf der richtigen Spur bin. Es werden weitere Erlebnisse gesucht und abgefragt, so lange bis sich ein roter Faden zeigt und die Erkenntnis über das Kernthema auftauchen kann.

Der größte Teil der Klienten erinnern sich an ein Trauma, das sie genau in diesem Alter erfahren haben. Meistens erzählen sie eine Geschichte dazu. Wenn diese Erfahrung mit dem Thema der Blockierung übereinstimmt, verändern sich das Energiefeld und die Art der Blockierung. Diese kann stärker oder unruhiger werden oder sich merklich vergrößern. Es kann auch passieren, dass sich die Blockierung versteckt, das heißt, sie kann vom Rücken an die Hüfte oder an den Bauch wandern, weil sie nicht aufgedeckt werden möchte. In diesem Fall gehe ich weiter und suche das nächste Alter, das mit einer Erfahrung verbunden ist, die mit der betreffenden Blockierung zu tun hat. So suche ich verschiedene Erfahrungen, die mit der gleichen Blockierung verknüpft sind.

Meistens zeigt sich schnell eine Gemeinsamkeit in den Erfahrungen. Ein oft vorkommendes Thema ist, nicht geliebt oder nicht wahrgenommen zu werden. Dann gibt es heftigere Themen wie Missbrauch oder Gewalt. Der rote Faden zieht sich jedoch durch die ganzen Erfahrungen, während das Grundthema gleich bleibt. Wenn die Person eine Erkenntnis machen darf, ist ein erster Schritt erreicht. Der nächste Schritt ist dann, diese Blockierung mit unterschiedlichen Techniken aufzulösen. Aufgelöst ist die Blockierung dann, wenn sich das Energiefeld neu ausgerichtet hat und eine kohärente Schwingung spürbar ist. Das heißt, die Blockierung ist nicht mehr im Energiefeld wahrnehmbar. Der Heilungsprozess darf einsetzen und wird im Alltag sichtbar.

Nehmen wir den Fall einer Klientin: Ich spüre meine Hand an ihrer Blockierung und frage sie nach Erfahrungen und Erlebnissen aus verschiedenen Jahren. Ich kann sehen und spüre immer deutlicher, dass sich die Blockierung verändert, größer und stärker wird. Sie selbst spürt wenig oder gar nichts. Sie hat keine Erinnerungen und schaut mich mit großen Augen an. Das ist eine Situation, die mich herausfordert. Wie soll das gelöst werden? Was steht im Weg? Was ist passiert, dass sich diese Klientin absolut nicht spüren kann? Bereits bei der Erdungsübung hatte ich festgestellt, dass es ihr auch nicht möglich ist, ein Bild oder eine Situation zu visualisieren. Das gibt es immer wieder einmal, doch es ist eher selten, und meistens gibt es einen anderen Körpersinn, mit dem gearbeitet werden kann. Doch Herausforderungen sind da, um gelöst zu werden.

Mein Vorschlag ist, in die Hypnose zu gehen und zu versuchen, das Problem auf diese Art zu lösen. Ich arbeite zusätzlich zur üblichen therapeutischen mit einer speziellen Art von Hypnose. Es handelt sich um das *Simpson-Protokoll*, das ohne Visualisierung oder Gespräch auskommt, also eine Art Hypnose ohne Worte. Es wird nur mit den ideomotorischen Fingersignalen gearbeitet. Ich erkläre ihr die Vorgehensweise bei dieser Form der Hypnose ausführlich, damit sie weiß, was sie zu erwarten hat. Da sie unbedingt ihren Zustand verändern möchte, gibt sie die Zustimmung dazu. Ich bitte sie, sich in meinen bequemen Hypnosestuhl zu setzen und die Augen zu schließen. Hier kommt das nächste Hindernis. Sie erklärt mir, dass sie aus Angst, die Kontrolle zu verlieren, ihre Augen nicht schließen kann.

Ich schaue sie an und bin für einen Moment etwas ratlos. Was machen wir nun? Im Grunde genommen gibt es nichts mehr zu verlieren. Sie kann nur noch gewinnen. Ich erkläre ihr, dass ich nicht weiß, ob das funktioniert und möglich ist, doch mein Vorschlag wäre, einen Versuch zu machen, um zu sehen, was passiert. Ich überlasse ihr die Entscheidung. Das sei völlig in Ordnung, meint sie, und ich beginne mit der Hypnose-Einleitung. Ich kann spüren, wie die Spannung nach und nach aus ihrem Körper verschwindet. Also wirkt die Hypnose-Einleitung wohl auch mit offenen Augen. Da ich mit dem Körper und nicht mit ihrem Verstand arbeiten will, passt das gut zusammen. Als Nächstes werden die ideomotorischen Fingersignale installiert, und ich starte mit dem Ablauf der Hypnose. Ich stelle Fragen, die mit Ja und Nein zu beantworten sind, und die Antworten werden von ihren Fingern angezeigt. Doch plötzlich werden die Antworten von der zweiten Hand gegeben. Das ist eher selten, obwohl es passieren kann, wenn eine zweite Seele mit in die Inkarnation gekommen ist. Meistens sind diese Seelen durch einen Vertrag oder durch ein Gelübde an die inkarnierte Seele gebunden. Diese Verträge können nicht in jedem Fall in der jetzigen Inkarnation gelöst werden, jedoch kann die Störung ausbalanciert werden, so dass die inkarnierte Seele nicht mehr weiter stört. Wenn die Zeit gekommen ist, löst sich die Seele oft von selbst, ohne dass nochmals etwas unternommen werden muss.

Und genau das habe ich mit ihr gemacht. Die Seele habe ich, soweit möglich, von ihr gelöst und die Energien ausbalanciert, sodass diese Seele sie zukünftig nicht mehr beeinträchtigt. Da dieser Prozess sehr anstrengend für die betreffende Klientin war, habe ich die Hypnose beendet, sie von Neuem geerdet, so dass sie wieder völlig im Hier und Jetzt war. Das Erstaunlichste war jedoch, dass mich eine völlig andere Frau angeschaut hat. So, als sei etwas aus ihrem Blick verschwunden.

Sie war klar und um vieles kraftvoller, als sie es vorher war. Ich fragte sie, wie sich fühle, und sie meinte, etwas sehr Altes und Schweres sei von ihr gegangen. Wie die Hypnose genau war, daran konnte sie sich nicht erinnern, obwohl sie die ganze Zeit mit geöffneten Augen auf dem Stuhl gesessen hatte. Ich war sehr gespannt, was im Alltag passierte, ob sich ihr Zustand stabilisieren würde. Zum nächsten Termin, fünf Wochen später, war sie immer noch in der gleichen Klarheit. Der Alltag hatte sich verändert. Sie lässt sich nicht mehr so schnell provozieren und ist besser in der Lage, ihre Situation zu beobachten.

Diese zweite Seele war und ist Teil ihres Schmerzkörpers, entstanden vor vielen Leben als karmisches Ungleichgewicht. Immer wieder wurde sie bestätigt und verstärkt. Es hat sich um einen sehr starken Einfluss gehandelt, der in dieser Inkarnation an die Oberfläche geholt werden durfte. Ich bin mir fast sicher, dass die Seele bald ganz gelöst werden darf und so die eigene Ruhe finden kann, weil die Vereinbarung beendet und die Ursache dazu gelöst worden ist.

Eine erstaunliche Veränderung, die sich zeigen kann, wenn eine Blockierung aus dem Schmerzkörper gelöst werden darf. Auch wenn es sich, wie hier, um eine Seele handelte, die durch einen Vertrag an diese Frau gekettet war. Dahinter steckten ein Trauma und ein Ungleichgewicht, die vor vielen Inkarnationen entstanden waren. Die Blockierung im Schmerzkörper war immer noch vorhanden und hatte sich im Laufe verschiedener Inkarnationen immer mehr eingekapselt.

Wir weisen vielfältige Blockierungen und Programme in unserem Schmerzkörper auf, die wir aus vergangenen Inkarnationen mit in die neue Inkarnation nehmen, damit wir die Chance bekommen, uns von diesen Punkten zu befreien, sodass unser Energiefeld kohärent und ausgerichtet ist. Ausgerichtet darauf, mit dem Licht der Urquelle in Verbindung zu treten, unsere feinstofflichen Körper zu klären und mit diesem Licht unendlicher Liebe zu füllen. Das verändert automatisch unsere Frequenz; die Schwingung wird lichter und durchlässiger. Das verändert aber auch das, was von dir als Individuum ins kollektive Bewusstsein einströmt; denn jeder Einzelne ist verantwortlich dafür, wie das kollektive Bewusstsein sich weiterentwickelt. Das hat eine direkte Auswirkung auf die Entwicklung des Bewusstseins der Menschheit und unserer Erde.

Viele Menschen sehnen sich nach Liebe und Harmonie und warten darauf, dass diese sich einstellen, dass etwas oder jemand von außen kommt und ihnen diese Liebe und Harmonie bringen wird. Doch das ist meiner Ansicht nach ein großer Irrtum. Wir selbst haben es in der Hand. Unsere eigene Bewusstseinsentwicklung steuert die Richtung, in welche sich die Menschheit entwickelt.

Bewusstseinsentwicklung ist nicht daran zu messen, wie viel ein Mensch weiß. Es hat wenig damit zu tun, welche »spirituellen« Praktiken ausgeübt werden oder ob du viel meditierst oder überhaupt nicht. Es geht nicht darum, mit anderen in Konkurrenz zu treten, wessen Bewusstsein »weiter« ist oder nicht. Wer besser oder schneller in seiner Entwicklung ist. Darum geht es keineswegs.

Bewusstseinsentwicklung ist keine neue Disziplin, sie ist überall sichtbar. Der Straßenarbeiter kann genauso bewusst sein wie der Chef einer großen Firma oder das kleine Kind, das dir jeden Morgen auf seinem Weg zum Kindergarten begegnet. Bewusstsein meint: Ich weiß, dass ich bin, und ich bin mir bewusst, wer ich bin. Aber auch ich bin mir bewusst, was ich sehe oder tue. Meine Sinne sind darauf ausgerichtet.

Das Kind, das den Weg zum Kindergarten in voller Hingabe geht, ist sich bewusst. Warum ist sich dieses Kind bewusst? Weil es völlig im Hier und Jetzt lebt. Nicht im Gestern oder im Morgen. Es ist mit allen Sinnen auf seinem Weg zum Kindergarten, sieht einen Schmetterling davonfliegen, hört den Vogel pfeifen, steht in einer Pfütze mit Wasser. Es denkt nicht daran, dass es zu spät in den Kindergarten kommt, weil es dem Schmetterling zugesehen hat oder dreckige Schuhe hat, weil die Wasserpfütze sich so gut angefühlt hat. Es denkt nicht daran, was die Mutter zu den dreckigen Schuhen sagt. Es ist für diesen Moment völlig im Hier und Jetzt. In diesem einen Moment. Das Spannende ist, dass dieses Kind in dem Moment keine Sorgen hat. Es denkt noch nicht daran, was die Mutter sagen wird. Es ist völlig im Körper und im Empfinden eines Gefühls, das durch die Erfahrung ausgelöst wird, ohne dass dieses Gefühl bewertet wird.

Vielleicht erinnerst auch du dich an solche Momente, in denen du dich ganz auf eine Sache konzentrierst und diese bewusst aufgenommen hast. Momente, in denen du ganz im Sein warst. Ich erlebe solche Momente, wenn ich fotografiere. Das Motiv für ein Foto kannst du nur sehen, wenn du im Jetzt bist und dich ganz auf diesen Moment einlässt.

Ich habe ein Hobby, das Arbeiten mit Stein. Wenn ich mich auf einen Stein einlasse, kann ich mir dieses Steines bewusst werden, spüren und wahrnehmen, was der Stein möchte. Wo möchte er Masse verlieren, damit er am Ende noch größer werden kann. Es spielt keine Rolle, was es ist, sondern es geht darum, hundertprozentig im Körper zu sein. Das sind die Momente, bei denen du nicht mehr im Denken bist. Im Hier und Jetzt zu sein, ist heilsam und bringt dich in die absichtslose Liebe.

Dein Schmerzkörper hält dich davon ab, in diesem Hier und Jetzt zu sein. Ich gebe meinen Klienten immer wieder den Rat, in die Natur zu gehen und sich ganz auf die Natur einzulassen. Du wirst staunen, was du alles sehen und in dir aufnehmen kannst, wenn du bereit bist, dich mit allen Sinnen durch die Natur zu bewegen. Ich bin immer wieder erstaunt, wie mein Hund durch den Wald geht. Es wird hier geschnüffelt, und dort die Nase nach oben gestreckt, um zu riechen, welche Tiere in der Nähe sind. Die meisten Menschen gehen achtlos durch die Natur und sehen nicht, wie viel Schönes für sie bereitsteht. Bäume, die ihre Äste der Umgebung anpassen, wenn etwas im Wege steht. Das Eichhörnchen, das dich vom Baum aus beobachtet. Der Milan, der seine Kreise zieht. Es gibt so vieles zu sehen. Ganz in deinem Körper zu sein, dir bewusst zu sein, erweitert deinen Geist, so dass du die Geschenke und die Liebe, die um dich herum ist, bewusst wahrnehmen kannst. Du kannst die Zeichen, die für dich da sind, erkennen und findest für dich Erkenntnis darin. Das können Wortfetzen sein, die du aufschnappst, die Frau im Zug, die mit dir spricht. Eine Beobachtung, die du machst. Es spielt keine Rolle, doch es ist alles da, was du brauchst, wenn du deinen Geist dafür öffnest.

Ich erlebe in meiner Praxis immer wieder einmal, dass Menschen schlecht geerdet sind und ihren Körper nicht mehr spüren. Es ist gerade so, als ob die Seele nur zum Teil im Körper inkarniert ist. Das macht es schwierig, im Jetzt zu sein, sich seiner selbst bewusst zu sein. Das bedeutet, dieser Mensch besitzt keine Selbstsicherheit, er ist sich seines Körpers nicht bewusst, weil er kein Gefühl für seinen Körper hat. Somit fühlt er sich nicht sicher in seinem Körper. Meiner Ansicht nach gehört zur Entwicklung des Bewusstseins genauso die Fürsorge für den Körper. Auf den Körper zu hören, wenn er schmerzt, denn der Schmerz ist ein Signal. Vielleicht ist der Schmerz ein Signal, wenn ihm etwas zu viel wird; oder er zeigt mir, dass ich mich nicht wohl in dieser Situation fühle. Doch wir haben schon sehr früh gelernt, die eigenen Körperreaktionen zu unterdrücken und zu ignorieren, bis sie so laut werden, dass wir sie nicht mehr überhören können.

Das ist dann der Moment, wo der Leidensdruck anfängt, größer und dominanter zu werden, so dass er nicht mehr ignoriert werden kann. Der körperliche Schmerz wird zuerst mit Schmerzmitteln behandelt, damit alles wie gewohnt weitergehen kann. So lange, bis er übermächtig wird und sich dann langsam, aber sicher die Erkenntnis einschleicht, dass vielleicht etwas zugrunde liegt, was erst einmal aufgelöst werden sollte. Doch bis es so weit ist, vergehen oft viele Jahre, mit vielen Packungen Schmerzmittel. Wir haben es verlernt, auf unseren Körper zu achten.

Gerade weil oft viele Jahre vergehen, bis der Körper sich mit einer Vehemenz anfängt zu wehren, erinnern wir uns nicht mehr daran, was damals passiert ist; dass es unter Umständen ein Trauma gab, das unterdrückt worden ist. Sei es, dass die Lebensumstände es nicht zugelassen haben, dass ich mich diesem Trauma stelle, sei es, dass die Angst vor diesem Schmerz zu groß war. Also wurde viel Energie dafür aufgewendet, alles unter den Teppich zu kehren, wie es sprichwörtlich heißt. Anders gesagt, es wurde alle Energie dafür aufgewendet, dieses Trauma im feinstofflichen Körper einzukapseln und so den Schmerzkörper zu vergrößern.

Gerade schwere Schocks traumatisieren bis in alle Schichten des Seins. Ich höre oft Aussagen wie: »Ich möchte nur noch, dass es aufhört. Dass es aufhört zu schmerzen, dass die Trauer weg ist oder der körperliche Schmerz verschwindet.« Doch es ist nicht meine Aufgabe dafür zu sorgen, dass der Schmerz verschwindet. Meine Aufgabe ist es, dich durch diesen Schmerz zu führen, dich zu unterstützen, den Sinn hinter deinem Schmerz zu finden. Die Verbindung zu deinem Schmerzkörper aufzuzeigen, dir Möglichkeiten zu zeigen, wie du diese Blockierung auflösen kannst. Doch den Weg zu gehen, ist deine eigene Verantwortung. Du gehst den Weg für dich und deine Seele – nicht für mich. Auch wenn ich gestehen muss, dass ich mich sehr mit dir freue, wenn ich sehe, was aus dir wird, wenn du diesen Weg gehst.

Manchmal sind die Veränderungen so tiefgreifend, gerade so, als ob ein neuer Mensch vor mir stehen würde. Wie ein Schmetterling, der aus der Raupe geschlüpft ist. Zuerst noch etwas unsicher, weil er sich an die neue Schwingung erst noch gewöhnen muss. Doch die Flügel sind in ihrer ganzen Schönheit ausgebreitet, um jederzeit losfliegen zu können.

Den Schmerzkörper zu reduzieren, heißt, sensibler für den Körper zu werden und darauf zu achten, wenn etwas zu viel für deine Seele oder deinen Körper ist. Die eigenen Bedürfnisse wahrzunehmen und dafür einzustehen, denn du bist für dich verantwortlich. Damit meine ich nicht, zu erwarten, dass andere für deine Bedürfnisse zuständig sind. Das kann niemand aus deinem Umfeld für dich übernehmen. Wenn du deine Blockierungen in deinem Schmerzkörper aufzulösen beginnst, dann wirst du offener für dich und deine Bedürfnisse werden.

Wie die Klientin in meinem Beispiel, die nach vier Terminen feststellte, dass sie sich selbst wieder besser wahrnehmen und besser spüren konnte, was sie brauchte; und sie musste wieder lernen, ihre Bedürfnisse zu kommunizieren. Nur sie weiß, was sie braucht. Die anderen können das nur erahnen, aber niemals wissen. Das ist Veränderung des Schmerzkörpers und Heilung. Stück für Stück, in ihrem eigenen Tempo.

Ein großer Schritt der Heilung war der Moment, als sie sehen konnte, wie sehr ihr eigenes Verhalten die ganze Umgebung mitgeprägt hat. Auch dass es nicht darum geht, das Verhalten von anderen zu korrigieren, sondern eine Korrektur nur bei sich selbst möglich ist. Dazu die Erkenntnis, wie sehr das eigene Verhalten vom Schmerzkörper geprägt worden ist. Ich freue mich sehr über solche Fortschritte, denn sie zeigen, dass die Art und Weise, wie die Blockierungen im Schmerzkörper gelöst wurden, ein fruchtbarer Weg sein kann und Heilung möglich ist.

Wenn ich höre, dass sich im alltäglichen Leben, im Umgang mit dem Ehepartner oder den Kindern, etwas zum Positiven verändert hat, weiß ich, dass Blockierungen in den Tiefen gelöst worden sind und keine Rolle mehr spielen.

Vielleicht kennst du es selbst? Es gibt Menschen, die dich allein durch ihre Anwesenheit auf die »Palme bringen«. Sie brauchen noch nicht einmal etwas auszusprechen, es ist alleine ihre Gegenwart. Du fühlst dich jedes Mal schlecht, denn du möchtest etwas sagen und schaffst es doch nicht, weil du das in dem Moment nicht kannst. Zu Hause kommen dir dann all die Worte in den Sinn, die du gerne gesagt hättest, und du ärgerst dich über dich selbst.

Das ist der Moment, wo ein Mensch in dir einen Punkt in deinem Schmerzkörper aktiviert, und genau dafür ist dieser Mensch da, auch wenn es für dich unangenehm ist. Doch wenn du es als eine Hilfestellung sehen kannst, dass etwas in dir gelöst werden möchte, dann kann das bereits der erste Schritt zur Heilung sein. Es geschieht nicht, um dich zu ärgern, sondern um dein Bewusstsein zu öffnen. In diesem Moment übernimmt dein Schmerzkörper die Führung und erzeugt in deinem Körper Stress, was dazu führt, dass du dich verbal schlecht ausdrücken kannst. Du ärgerst dich darüber und gehst in die Selbstverurteilung. Genau damit fütterst du deinen Schmerzkörper erneut. Wenn du den Ursprungsschmerz dazu auflösen kannst, dann wird dieser Mensch für dich keine Provokation mehr sein, und dir gelingt eine neutrale Haltung zu diesem Menschen. Der Unterschied liegt darin, ob dein Verhalten vom Schmerzkörper gesteuert ist oder nicht. Das meint nicht, dass du jeden Menschen mögen musst. Die einen sind uns sympathischer, andere weniger. Doch der Unterschied ist, dass es keine Rolle mehr spielt, weil es keinen Resonanzpunkt in deinem Schmerzkörper mehr gibt.

Eine wirklich große Rolle im Leben vieler Menschen spielt die Angst. Wenn du den Satz genau gelesen hast, dann bemerkst du vielleicht, dass die Angst auch in deinem Leben eine Rolle spielt! Das heißt, Angst ist einer der Schauspieler in deinem eigenen Theaterstück. Doch du bist der Regisseur! Du selbst hast dein »Drama« geschrieben, also kannst nur du dieses Stück umschreiben. Was meinst du, wie oft ein Theaterstück umgeschrieben wird, bis es für die Bühne passt? Die Bühne ist dein Leben. Irgendwann kommen neue Schauspieler dazu, die Kulisse ändert sich. Manchmal gibt es dramatische Wendungen in diesem »Spiel«. Es gibt Schauspieler, die fallen aus, aus welchen Gründen auch immer. Vielleicht hat ihre Rolle nicht mehr zu deinem Stück gepasst oder sie sind langweilig und fade. Sie spielen keine Rolle mehr in deinem Theater, also dürfen sie weiterziehen. Ihre Aufgabe ist erfüllt, sie haben dir die Rolle zugeteilt, nicht mehr oder weniger. Sie haben dein Leben für eine Weile interessanter gemacht, genauso lange wie notwendig.

Das Leben selbst ist um vieles spannender als jedes Theaterstück. Lerne die Akteure deines Theaterstückes kennen und betrachte die Rolle, die sie in deinem Stück eingenommen haben. Vielleicht ist es dein Kind, das die Rolle eingenommen hat, dein Bewusstsein zu wecken. Meistens tritt das nicht ein, weil dieses Kind angenehm und pflegeleicht ist und dir keine Sorgen bereitet. Es sind eher die sogenannten »Sorgenkinder«, die bei vielen Eltern einen Initiationsprozess auslösen. Ein Prozess, der so von außen nicht möglich wäre. Oft höre ich, dass das Kind Probleme mit dem Einschlafen hat, Schwierigkeiten in der Schule oder was auch immer. Doch meistens liegt das wirkliche Problem nicht bei den Kindern, sondern bei den Eltern. Gerade in den ersten Lebensjahren erleben viele Kleinkinder Schocks und Traumata, die sich festsetzen, ohne dass die Eltern dies bemerken. Es wird nicht erkannt, weil ein Kind komplett andere Bedürfnisse als ein Erwachsener hat. Wir haben die Tendenz, Probleme von Kindern aus der Perspektive eines Erwachsenen zu betrachten.

Mütter oder Väter machen sich schnell Gedanken darüber, was geschieht, wenn das Kind nicht der Norm entspricht, die von unserer Gesellschaft vorgegeben wird. Oft haben sie wenig Zeit, sich um die Kinder zu kümmern, weil die Anforderungen der Außenwelt immer größer geworden sind. Abweichungen im Verhalten von Kindern haben immer weniger Platz. Die Liste der Vorschriften, Empfehlungen und Gesetze wird länger und länger. Ein schleichender Prozess, der den Kindern immer weniger Spielraum gibt.

Angst nimmt einen immer größeren Platz im Leben ein. Die Angst, nicht alle Rechnungen zahlen zu können. Die Angst, dass die Kinder in der Schule allzu sehr auffallen. Die Angst, nicht in der Gesellschaft anerkannt zu werden. Die Angst, nicht allen Ansprüchen zu genügen. Der Druck ist immens. Die Angst, Sicherheit zu verlieren. Wir versuchen, Angst genauso wie Schmerz zu vermeiden, und füttern damit unseren Schmerzkörper und verstärken ihn.

Das Gefühl von Angst entsteht immer dann, wenn es im Gehirn zu einer sich ausbreitenden und immer stärker werdenden Inkohärenz kommt. Das heißt, wenn im Hirn ein immer größeres Durcheinander entsteht und wir nicht mehr wissen, was wir machen sollen, damit es endlich aufhört. Die Nervenzellen feuern durcheinander, und der Energieverbrauch steigt dramatisch an. Die Erregung breitet sich auf tieferliegende Schichten im Hirn aus, und wir spüren die Angst in unserem Körper. (Gerald Hüther, 2020)

Ein Gefühl, das wir alle schon erfahren haben und von dem wir wissen, wie sehr es sämtliche Funktionen beeinträchtigt. Konzentriertes Denken ist nicht mehr möglich, denn das Hirn spielt verrückt. Wir entfernen uns immer mehr aus dem Körper, weil wir das Gefühl der Erregung nicht mehr spüren möchten. Das heißt, wir trennen uns von unserem Körper und werden von der Angst gesteuert. Ein Mechanismus, der bei vielen Hilfesuchenden sichtbar ist. Das Feuer in den Augen ist erloschen. Der Verstand ist übermächtig und versucht, die Führung zu übernehmen. Ein Plan muss her, egal wie. Die Suche nach einem Plan dient einzig und allein dazu, die Angst zu verdrängen, sie zu besänftigen und ein vermeintliches Gefühl der Sicherheit zu erzeugen.

Da ich meinen Verstand mittlerweile gut kenne und weiß, wie er tickt, mache ich einen Plan auch in dem sicheren Bewusstsein, dass dieser sowieso wieder verworfen wird. Ich mache ihn nur deshalb, weil er meinen Verstand beruhigt. Dadurch nimmt er weniger Raum ein. Eine kleine List, um etwas besser mit meinem doch sehr starken Verstand auszukommen. Der Plan gibt meinem Verstand die nötige Sicherheit. Mein Körper weiß im Jetzt, was zu tun ist, mehr ist nicht nötig. Das funktioniert in den meisten Fällen, allerdings leider nicht immer.

Wenn wir zurück zum Bild unseres Theaterstücks gehen, wirst du feststellen, dass derjenige Teil, der die Rolle der Angst einnimmt, oft viel zu viel Raum beansprucht und die anderen fast erdrückt. Vielleicht kannst du sehen, wie die Angst die anderen Teilnehmer deines Stückes herumdirigiert und sie klein macht. Angst wird dich niemals so sehen, wie du wirklich bist. Angst wird dich niemals darin unterstützen, dein Potenzial zu entfalten und zu leben. Ist es das, was du dir wünscht? Ich glaube nicht. Die Angst wird niemals einfach von selbst verschwinden oder aufgeben. Im Gegenteil, je mehr du versuchst, sie zu unterdrücken, desto mächtiger wird sie, denn sie ist ein großer Teil deines Schmerzkörpers.

Es wird kein Weg daran vorbeiführen, der Angst in die Augen zu sehen und sich ihr zu stellen. Auf deinem Weg, Blockierungen im Schmerzkörper bis zu ihrem Ursprung zu lösen, wirst du immer wieder deiner Angst begegnen, doch das Gute dabei ist, dass du spürst, wie diese Angst immer kleiner wird – mit jedem Schmerz, mit jedem Trauma, das du aufgelöst hast. Es ist ein Weg, der sich für dich auf jeden Fall lohnt, denn er führt zu deinem »wahren« Selbst, zu deiner Seele.

Es müssen nicht immer die großen Schritte sein, manchmal sind die vielen kleinen genauso erfolgreich. Jeder Schritt für sich, in seinem eigenen Tempo, so wie es ihm entspricht. Stelle dir eine Zwiebel vor und schaue dir an, wie viele Schichten sie hat. Genauso ist das mit dem Schmerzkörper. Die äußeren Schichten lösen sich oft leicht, aber die inneren werden immer kompakter und sind hartnäckig. Doch du dringst immer weiter zum Kern vor. Jede Schicht, die du in dir ablöst, jede Schicht, die deinen Schmerzkörper verkleinert und auflöst, hatte in deinem Körper und deinen feinstofflichen Schichten eine Auswirkung. Die Energien sortieren sich und richten sich aus. Der Prozess wird dir mit jeder Schicht vertrauter, weil du die Erfahrung jetzt kennst.

Das Schöne dabei ist, dass, je tiefer du eindringst, die Erkenntnis umso rascher kommt. Die Angst vor dem Schmerz ist nicht mehr so groß, weil du mittlerweile gelernt hast, mit ihr umzugehen, aber auch, weil du die Erfahrung gemacht hast, dass dieser alte Schmerz dich nicht umbringt. Die Angst vor dem Schmerz ist um vieles größer als der eigentliche Schmerz. Der Prozess verläuft immer schneller und wird leichter. Dieses Leichterwerden darf sich auch in deinem Körper ausbreiten, in deine Aura ausstrahlen, denn die Energie in deinen feinstofflichen Schichten hat sich durch diese Arbeit verändert. Das führt dazu, dass du andere Menschen anziehst, sich vielleicht sogar dein ganzes Umfeld verändert, weil deine Veränderung im Äußeren spürbar geworden ist.

Du verhältst dich anders, als dein Umfeld es von dir gewohnt ist. Deine Körperhaltung wird bestimmter, dein Ausdruck in den Augen wird strahlender, denn nach und nach dringt jetzt das Licht deiner Seele nach außen, so dass es für andere sichtbar wird. Dann bist du dir, deiner Seele, aber auch deinem Potenzial ein ganzes Stück nähergekommen. Du bist dir deiner selbst immer sicherer und strahlst eine natürliche Selbstsicherheit aus. Du weißt, dass es trotzdem Momente in deinem Leben geben kann, die dich an die alten Schmerzen erinnern; denn die Erinnerung an deinen Schmerzkörper braucht Zeit, bis sie völlig aus deinem System verschwunden ist. Sie verblasst immer mehr, um sich irgendwann von dir zu verabschieden, und zwar dann, wenn sich die neuen Erfahrungen in dir breitmachen dürfen. Das Gefühl von größerer Leichtigkeit, Authentizität und innerer Stärke, während du gleichzeitig den Boden unter den Füßen spürst, ist ein großartiges Gefühl. Wer das einmal erlebt hat, möchte es nicht mehr missen.

Auch ich bin diesen Weg gegangen, habe vieles ausprobiert und wieder verworfen. Das Leben hat mich immer wieder gezwungen, mich meinem Schicksal und meinem Schmerzkörper zu stellen, ob ich wollte oder nicht. Es gab keinen Weg zu entfliehen, sondern nur die Möglichkeit, sich zu stellen und etwas zu verändern. Das war manchmal ein sehr harter Weg, der viel Mut erforderte. Den Mut, Entscheidungen zu treffen, die ins Leere führen, ohne Sicherheiten. Stets mit dem Risiko, ins Bodenlose zu fallen und doch immer wieder auf die Füße zu kommen, weil es für meine Seele wichtig war.

Ich konnte mich von Menschen lösen, die mich schwächten. Erfahrungen machen, die meinen Schmerz vergrößerten, sodass der Schmerzkörper klar sichtbar werden durfte. Ich konnte einen geraden Weg gehen, auch wenn er steinig war und mir einiges abverlangte. Das heißt aber nicht, dass jeder Weg steinig sein muss. Es gibt immer wieder die Gnade, spontane Heilung zu erfahren. Liebe ist der wichtigste Faktor, um den Schmerzkörper heilen zu können. Liebe ist das, was dich nährt und dich fördert, deine Energien klären kann und deine Schwingung erhöht. Dein Lichtkörper ist auf reine Liebe ausgerichtet.

Wut, Hass, aber auch Starrheit und Unbeugsamkeit werden dich im Leben nicht weiterbringen, werden weder deine Seele noch deinen Schmerzkörper heilen oder deine Schwingung erhöhen. Negative Gefühle können deinen Körper und deine Seele nach und nach zerstören. Deine Chakras, die Energiezentren sind blockiert, und dein Körper wird nicht mehr richtig mit Energie versorgt. Blockierungen werden immer größer und dominanter und bestimmen dein Leben. Sie zerstören deine Lebensfreude, dein inneres Licht und behindern die Verbindung zu deiner Seele.

Alle diese Stadien von Blockierung, von Angst, aber auch von Wut habe ich selbst erfahren und durchlaufen, um irgendwann völlig klar zu erkennen, dass ich es in der Hand habe, etwas zu verändern. Vor rund dreißig Jahren habe ich dann die bewusste Entscheidung getroffen, mich meinen Blockierungen und Ängsten zu stellen.

Vieles habe ich zusammengetragen und ausprobiert, dadurch ein Gefühl für die Zusammenhänge bekommen, gemerkt, was funktioniert und was nicht. Mein Bestreben war und ist es immer noch, Mittel und Wege zu finden, den Schmerzkörper auflösen zu können und dadurch zu heilen, so dass tiefgreifende Veränderungen möglich werden. Wenn die Energie wieder in Fluss kommt und ungehindert durch die Chakras strömen kann, wird der Körper mit den notwendigen Energien versorgt.

Im Zusammenhang mit meiner Hellfühligkeit und Erfahrung ist im Laufe der Jahre ein Konzept für die Heilung des Schmerzkörpers entstanden, für Möglichkeiten, die Muster und Blockierungen aufzuspüren und diese zu lösen. Jeder Klient ist in sich einzigartig. Oft handelt es sich um ein spannendes Puzzle, das zusammengesetzt werden will, bis das Gesamtbild sichtbar wird und die Lichter der Erkenntnis hell aufleuchten. Der Ablauf einer Heilung ist ein dynamischer Prozess. Neue Möglichkeiten und Erfahrungen kommen dazu und wachsen mit jedem Klienten.

Nachwort

Ich habe erfahren, was es bedeutet, sich mit dem eigenen Schicksal zu versöhnen. Eine Nahtoderfahrung zeigte mir die Endlichkeit des Lebens und die Unsterblichkeit der Seele. Ich lernte, Gelassenheit und Gleichgültigkeit zu entwickeln, ohne dabei die Liebe zu verlieren. Die Liebe zu allem, was ist, die Liebe zu meinem Sohn, dessen Geburt der wichtigste Auslöser für meine innere Heilung war.

Du bist geboren und stehst in Verbindung mit dem göttlichen Licht der Urquelle. Du hast nur die Erinnerung daran verloren. Es ist Zeit, zu erwachen und dich bewusst mit dem Licht zu verbinden. Es sind schon ganz viele, und es werden immer mehr. Du erkennst sie am Funkeln in ihren Augen, am strahlenden Lachen und ihrem aufrechten Gang.

Vor drei Jahren habe ich angefangen, Interessierte in Schmerzkörper-Therapie auszubilden. Es ist egal, ob es den Teilnehmerinnen und Teilnehmern darum geht, selbst mit Klienten zu arbeiten oder die Heilung des eigenen Schmerzkörpers zu erreichen. Es ist eine intensive Auseinandersetzung, die sie in ihrer persönlichen Entwicklung weiterbringen kann. Ich lasse in diese Ausbildung all meine Erfahrung und mein breites Wissen über die kosmischen und feinstofflichen Zusammenhänge einfließen.

Es ist Zeit, jetzt!
Die Energien, die auf dich einwirken, sind stark, fordernd und verändernd, an welchem Punkt du im Leben auch stehen magst. Das Licht erreicht dich. Jetzt!
Nicht laut, sondern leise, ist es da und durchdringt das, was DICH durchdringen soll.
Es drängt dich zu dir, zu deinem inneren Kern. Jetzt!
Zeige dich, dein wahres Gesicht, deine Authentizität. Zeige, wer du bist. Jetzt!

Bist du bereit …
… zu deinem Kern vorzustoßen?
… zu hören, was dir dein Innerstes sagen möchte?
… für deine innere Weisheit? Nur DU kannst wissen, was sie dir zu sagen hat.
… die Aufforderung zu spüren, deiner inneren Stimme und deiner Weisheit zu folgen? Diese Forderung wird immer lauter, denn diese Energie will alles durchdringen, deinen Körper, dein ganzes Sein.

Lasse es zu …
… und gib dem Licht die Erlaubnis, dich durchdringen zu dürfen, deine verstopften Kanäle, Energiebahnen und deine verschlackten Zellen zu durchdringen und zu reinigen.
Spüre, wie sich deine Blockaden lösen, wenn du es zulässt, dass dein alter Schmerz, deine alten Programmierungen sich verabschieden dürfen.
… dass sich diese starke Energie in deinem Körper ausbreiten darf.

Lasse es zu …
… dass diese Prozesse, diese Umstrukturierungen deines Seins, deines Körpers, Teil einer Entwicklung in einem größeren Ganzen sind, auch wenn dich diese Umstrukturierungen erschöpfen und dich an

deinem Dasein zweifeln lassen. Müde des Menschseins, müde des Inkarniertseins.

Lasse es zu …

… dass etwas in dir erweckt wird, etwas, was deine Seele kennt.

… dass sich die Frequenz deines Energiekörpers anheben darf, geklärt und gereinigt wird.

… dass alles durchdrungen wird, was dich ausmacht.

… dass die höheren Frequenzen, das göttliche Licht der Urquelle, dein schlafendes Herz, eine tief verborgene Liebe in dir aufwecken.

Lasse es zu, dass diese Liebe dein Herz erreicht.

Literaturverzeichnis

Bailey, Alice A. (1933). *Eine Abhandlung über kosmisches Feuer, zweite Auflage.* Genf, Lucis Genf.

Bailey, A. A. (1971). *Denke darüber nach.* Verlag Lucis, Genf.

Blavatsky, Helena Petrovna (2003). *Die Geheimlehre.* Aquamarin Verlag, Grafing.

Human Design System (kein Datum). *Rave History 1996.*

Illing, Peter (Januar 2016). *Ahnencode 1.* Illing Verlag.

Kayser, Rainer. Welt der Physik (30. Mai 2012). *Zentrum der Milchstraße war noch in jüngerer Zeit aktiv.* Von Welt der Physik: https://www.weltderphysik.de/gebiet/universum/news/2012/gammastrahlen-zeigen-zentrum-der-milchstrasse-war-noch-in-juengerer-zeit-aktiv/ (abgerufen Dezember 2020)

Michel, Peter und Katarina (2014). *Spontanheilung.* Aquamarin Verlag, Grafing.

Oetinger, Manuela (2004). *Karma und Freiheit.* Aquamarin Verlag, Grafing.

Powell, Arthur E.(2013). *Der Astralkörper.* Aquamarin Verlag, Grafing.

Powell, Arthur E. (2013). *Der Ätherkörper.* Aquamarin Verlag, Grafing.

Powell, Arthur E. (2013). *Der Mentalkörper.* Aquamarin Verlag, Grafing

Signy, H. (August 2015). Wunderwerk Gehirn. *Readers Digest.*

Steiner, Rudolf (1993). *Der Mensch als Zusammenklang des schaffenden, bildenden und gestaltenden Weltenwortes.* Dornach: Rudolf Steiner Verlag Dornach/Schweiz.

Die feinstofflichen Körper

Es ist bekannt, dass der Mensch nicht nur aus seinem physischen Körper besteht, sondern darüber hinaus noch höhere Aspekte oder Wesensglieder besitzt. Die esoterische Literatur nennt neben der leiblichen Hülle den Ätherkörper, den Astralkörper, den Mentalkörper und den Kausalkörper, die sich mit der eigentlichen Seele und dem Geist zur Siebenheit ergänzen. Die verschiedenen esoterischen Fachbereiche haben in den letzten Jahrzehnten einiges an Literatur hervorgebracht, die über das Wirken der einzelnen Wesensglieder berichtete. So etwa über die Bedeutung des Ätherkörpers für die Gesundheit, über die Aussendung des Astralkörpers bei so genannten Astralreisen oder auch bei Nah-Tod-Erfahrungen oder über die Bedeutung von positivem Denken auf den Mentalkörper.

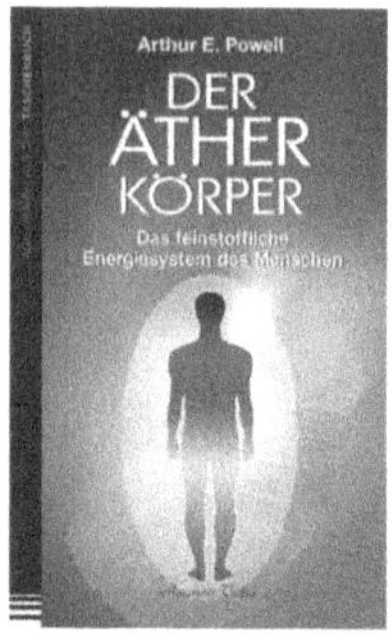

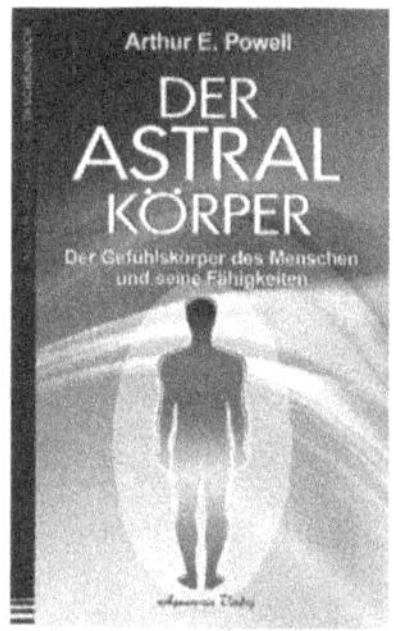

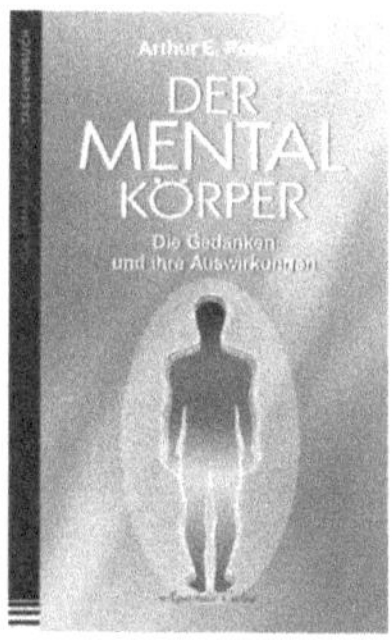

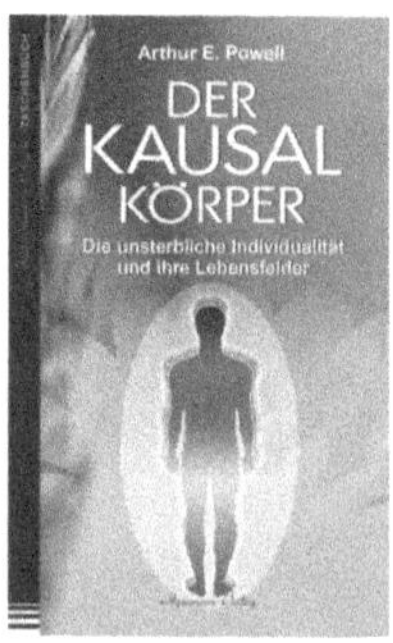

Arthur E. Powell
Der Ätherkörper
978-3-89427-643-0

Der Astralkörper
978-3-89427-645-4

Der Mentalkörper
978-3-89427-644-7

Der Kausalkörper
978-3-89427-642-3